全民阅读 中医科普进家庭丛书

总主编 | 何清湖

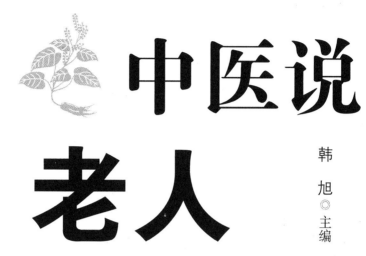

中医说老人

韩 旭 ◎ 主编

全国百佳图书出版单位

中国中医药出版社

·北 京·

图书在版编目（CIP）数据

中医说老人 / 何清湖总主编；韩旭主编 . —北京：
中国中医药出版社，2023.4
（全民阅读 . 中医科普进家庭丛书）
ISBN 978-7-5132-8067-9

Ⅰ . ①中… Ⅱ . ①何… ②韩… Ⅲ . ①中医学－老年
病学－普及读物 Ⅳ . ① R259.92-49

中国国家版本馆 CIP 数据核字（2023）第 039744 号

中国中医药出版社出版

北京经济技术开发区科创十三街 31 号院二区 8 号楼
邮政编码　100176
传真　010-64405721
河北品睿印刷有限公司印刷
各地新华书店经销

开本 710×1000　1/16　印张 10.5　字数 138 千字
2023 年 4 月第 1 版　2023 年 4 月第 1 次印刷
书号　ISBN 978 - 7 - 5132 - 8067 - 9

定价　39.80 元
网址　www.cptcm.com

服 务 热 线　**010-64405510**
购 书 热 线　**010-89535836**
维 权 打 假　**010-64405753**

微信服务号　**zgzyycbs**
微商城网址　**https://kdt.im/LIdUGr**
官 方 微 博　**http://e.weibo.com/cptcm**
天猫旗舰店网址　**https://zgzyycbs.tmall.com**

如有印装质量问题请与本社出版部联系（010-64405510）

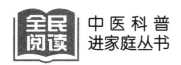
中医科普
进家庭丛书

《中医说老人》
编委会

总主编 何清湖

主　编 韩　旭

副主编 陈美兰

编　委 徐晓卓　黄一琳　嵇佳林　毕雪梦

王　泽　刘　晶

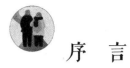 序　言

　　"中医药学是中华民族的伟大创造，是中国古代科学的瑰宝。""中医药学包含着中华民族几千年的健康养生理念及其实践经验。"中医药学是我国珍贵的文化遗产，是打开中华文明宝库的钥匙，是中华文明得以延续和发展的重要保障，经历了数千年的沉淀与发展，直至今日依然熠熠生辉。中医药学积累了大量宝贵的健康养生理论及技术，如食疗、药疗、传统功法、情志疗法及外治疗法等，这些在我们的日常生活中处处可见，有着广泛的群众基础。

　　2016 年 2 月 26 日，国务院印发《中医药发展战略规划纲要（2016—2030 年）》，其中明确指出："推动中医药进校园、进社区、进乡村、进家庭，将中医药基础知识纳入中小学传统文化、生理卫生课程，同时充分发挥社会组织作用，形成全社会'信中医、爱中医、用中医'的浓厚氛围和共同发展中医药的良好格局。"为了科普中医药知识，促进全民健康，助力"健康中国"建设，中华中医药学会治未病分会组织全国专家学者编撰《全民阅读·中医科普进家庭丛书》。整套丛书包括 10 册，即《中医说本草》《中医说古籍》《中医说孩子》《中医说老人》《中医说女人》《中医说男人》《中医说情绪》《中医说调摄》《中医说养生》《中医说疗法》。我们希望通过《全民阅读·中医科普进家庭丛书》向广大群众传播中医药知识，让老百姓相信中医、热爱中医、使用中医。

　　本套丛书编写的目的是通过"中医说"向老百姓普及中医药文化知识

及养生保健方法，因此在保证科学性与专业性的前提下，将介绍的内容趣味化（通俗易懂）、生活化（贴近实际）、方法化（实用性强）。

1. 科学性：作为科普丛书，科学性是第一要素。中华中医药学会治未病分会委员会组织行业内的知名专家学者编撰本套丛书，并进行反复推敲与审校，确保科普知识的科学性、专业性与权威性。

2. 通俗性：本书在编写过程中肩负着重要的使命，就是如何让深奥的中医药知识科普化，使博大精深的中医药理论妙趣横生，从而能够吸引读者。因此，我们对中医药理论进行反复"咀嚼"与加工，使文字做到简约凝练、通俗易懂。

3. 实用性：本书内容贴近实际，凝练了老百姓日常生活中常遇到的健康问题，重视以具体问题为导向，如小孩磨牙、老年人关节疼痛、女性更年期综合征、男性前列腺问题等，不仅使读者产生共鸣，发现和了解生活中的常见健康问题，同时授之以渔，提供中医药干预思路，做到有方法、实用性强。

总之，《全民阅读·中医科普进家庭丛书》每一分册各具特色，对传播中医药文化、指导老百姓的养生保健有良好的作用。在此特别感谢中华中医药学会治未病分会、湖南中医药大学、湖南医药学院等单位对本套丛书编撰工作的大力支持。对一直关心、关注、支持本套丛书的专家学者表示诚挚的感谢。

由于时间比较仓促，加之编者水平有限，难免存在一些不足之处，恳请广大读者提出宝贵的意见和建议，以便有机会再版时修正。

中华中医药学会治未病分会主任委员

湖南中医药大学教授、博士生导师　何清湖

湖南医药学院院长

2022 年 12 月

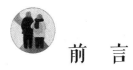

前　言

不知老之将至，必知百岁之道

辛辛苦苦，操劳大半生，不知不觉中，或者说不论内心是否愿意承认，步入老年都是不可避免的。老年有老年的好处，告别工作，卸下家庭重担，重新拥有了属于自己的时间；老年有老年的不足，随着五脏六腑功能的衰退，身体的各种小病小灾也会慢慢显露。

不知老之将至，说明心态是非常年轻的，这种状态是非常好的。但是，注意关心自己的身体，注意了解养生知识，认识并预防一些疾病等，仍是必不可少的。这不仅是让自己获益，也是对家庭负责。例如，对于患有高血压病的老年朋友来讲，多了解一些高血压病的防治知识，患中风等疾病的概率就会大大降低，有效避免久坐轮椅、卧病在床等的发生。随着年龄的增长，难免有胳膊痛、腿痛等小毛病，对证应用一些小验方，就可以为自己调治，以减轻病痛。像这样的例子不胜枚举，对老年朋友来说有实实在在的好处。

所以，步入老年后，要在养生上好好下一番功夫。中医学在疾病防治上有着独特的优势，有未病养生、顺应四时养生、情志养生等先进理念，还有验方、食疗、穴位按摩、健身锻炼等多种方法，简单又实用。

本书结合《黄帝内经》等经典医著及历代医家所推崇的锻炼、饮食等方法，向老年朋友们介绍了通俗易懂、行之有效的养生防病理念及常见疾病的防治之法。目的只有一个，便是衷心希望每一位老年朋友都能"尽终其天年，度百岁乃去"，健健康康，无病无疾。

幸福掌握在自己手中，健康掌握在自己手中。莫道桑榆晚，为霞尚满天。新的生活，从老年开始，从健康开始!

韩　旭

2022 年 12 月

目　录

第三章 活动起来寿更长

第四章 心情好延年益寿

第一章
忙碌老人寿更长

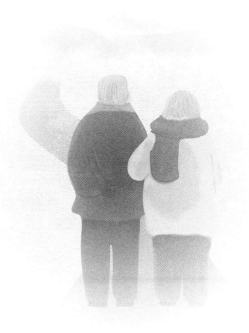

第一节　爱用脑的人多长寿

民间有"刀不磨要生锈，脑不用要痴呆"的说法。英国神经生物学家科斯斯塞和米勒认为，人的大脑受训练越少，衰老就越快。脑子要多动，越用越灵，生活过度劳累或休闲都是大忌。很多老年人在退休之后会因为突然闲了下来而感到不适应，老年人在日常生活中用脑肯定不像工作时那样频繁，在不知不觉中脑的功能就被冷落了。很多老年人这时候会发现自己的脑力减退得特别快，买菜时简单的数学加减会反应不过来，刚刚想着的一件事情转头就忘。

1. 拒绝用脑等于"慢性自杀"

曾有一个研究将 75 位年龄在 80 岁以上的老人分为 3 组，即勤于思考组、思维迟钝组和受监督组（有人监管照料），研究结果显示，勤于思考组的血压、记忆力和寿命都达到最佳指标，3 年后勤于思考组的老人都健在，思维迟钝组有 12.5% 的老人逝世，受监督组则有 37.5% 的老人逝世。98 岁高寿的国学大师季羡林曾说，根据自己七八十年来的经验，一个人决不能让自己的脑筋投闲置散，要经常让脑筋活动。2018 年，香港中文大学的一项针对 1.5 万名中国老人的研究显示，老年人长期参与用脑的业余活动，可以使阿尔茨海默病的发病风险降低 29%。

2. 经常动脑助长寿

刀越用就会越锋利，如果不用很快就会生锈了。人的大脑就像刀一样，

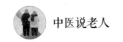

多用、多思考、多学习，就能保持住大脑的活力。日本曾有一项官方的统计调查发现，在各种职业中，平均寿命从高到低依次为政府机构工作人员、专业技术员、商业工作人员、农渔业工作人员、一般产业人员、其他单纯劳动者、矿工，其中从事管理工作的人员平均寿命最长。美国也曾对180名修道院的修女进行用脑与长寿关系的研究，发现勤于用脑的人平均年龄高达88.5岁，且比不常用脑者患阿尔茨海默病的时间要晚10年。

大脑是整个身体的"司令部"，如果大脑都提前"退休"了，身体的其他器官也会效仿，提前进入退休模式，不是这里生病，就是那里出问题。让大脑始终处于活跃状态的人比常常发呆的人患上认知障碍的概率要小得多，寿命也相对更长。人的衰老首先是从大脑开始的。有关研究表明，如果能坚持进行脑部运动，即多用脑，可以延缓大脑的衰老，延长大脑细胞的寿命。经常用脑的人即使到了六七十岁，思维也能保持敏捷。

3. 延缓大脑衰老的秘密

对于已经退休的老年人来说，可以寻找更多的机会动脑，比如常做益智游戏，看书，或是学习自己感兴趣的知识，都可以使大脑保持高速运转。

（1）每周阅读一本书

读书和思考对大脑的刺激会使神经突触变丰富，从而延缓大脑的衰老。经常读书会促进大脑对阅读的内容进行思考，增强大脑的记忆能力。常读书的人具有较高的认知能力，它能在大脑衰老时发挥缓冲作用，减缓大脑衰老速度，帮助大脑抵抗痴呆等疾病。

（2）丰富社交活动

增强人际交往，多参加有益身心健康的社会活动，勤动手，多动脑，这样可以保证外界对大脑的有益刺激。多与周围的人进行交往，可以不断让自己的大脑接触到新鲜事物，从而保持大脑的年轻与活力。

（3）注意饮食调节

在我们的身边有很多食材具有益智健脑的作用，可以延缓大脑衰老。蔬菜类的菠菜、胡萝卜、黄花菜、西红柿、芹菜，水果类的龙眼、大枣、香蕉、葡萄、荔枝、苹果、猕猴桃，菌类的香菇、金针菇，坚果类的核桃、花生、瓜子、栗子、杏仁、松子等，都有一定的功效。增加大脑活力还可以适当多吃鱼，尤其是深海鱼，鱼类含有的丰富不饱和脂肪酸是健脑的重要物质。平时可以适当多摄入富含黄酮或胡萝卜素的抗氧化、抗衰老食物，比如喝茶就是方式之一。

（4）进行适当的锻炼

从重量上来看，成年人的脑的重量为 1.5 千克左右，重量约占一个人体重的 2%，但是脑的耗氧量却占全身总耗氧量的 20%。脑的正常工作需要足够的氧气支持，而体育锻炼可以促进血液循环，提高血液的携氧能力，从而为脑更好地供应氧气。但老年人锻炼时一定要量力而行，锻炼程度达到身体微微出汗即可。

（5）保证充足的睡眠

随着年龄的增长，老年人的睡眠时间较年轻人会稍稍变短。失眠问题在老年人群体中非常普遍，很多老年人到了睡觉的时间后虽然躺在了床上，却怎么也睡不着，或者会早醒，凌晨三五点醒后就再也睡不着了，这些都是不好的。大脑在我们睡觉的时候会得到休息，这样白天才能有充足的精力。因此如果失眠的问题长期得不到解决，应及时到医院就诊。

（6）试一试穴位按摩

下面为大家介绍两个健脑的常用穴位。

①四神聪：两耳尖连线的中点处是百会穴，在百会穴前、后、左、右各 1 寸处就是四神聪穴了。看这个穴位的名字就知道，按摩此穴可让人精神、聪明、思维敏捷。把除小指外的四指按在四神聪的四个点上按揉，每次 3 分钟即可。

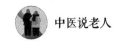

②神庭：神庭穴也很好找，在前发际正中线上 0.5 寸处。神庭，神明住的庭院，有增强记忆力、缓解头晕头痛、安神除烦等作用，每次按揉 3 分钟即可。

4. 打麻将也可以延缓衰老吗

有些活动，比如打麻将、下棋、打牌等，确实对促进动脑有一定的作用。但是，人们在进行这些活动时常常一坐就是半天，甚至更长的时间，对身体的损害更大。世界卫生组织（WHO）早已将久坐列为十大致死、致病元凶之一，有研究统计，全球每年有二百多万人因久坐死亡。所以，老年人如果喜欢棋牌类的游戏活动，一定要注意不可久坐，如果因为健脑而伤及身体的其他部位，那就因小失大了。

第二节　有事儿干的老人多长寿

身边有很多老年人，原本生龙活虎，可退休之后，在以为闲下来可以休息的时候却百病丛生。还有些老年人会出现情绪波动大的情况，常常被家人认为是在胡闹、折腾。其实，这是因为一个"闲"字。突然闲在家里什么事情也不做，这对人的身体和心理健康的影响是非常大的。人一旦丧失了自己的目标，没有要为之奋斗的事情，就会快速衰老下来。

1. 人一闲，容易有烦恼

整日忙着自己的工作和生活的人，自然没有精力把大量的时间花费在烦心事上面，可是一旦闲下来，往往就会为了鸡毛蒜皮的小事去争吵。这很容易理解，比如一天早上两个人在路口不小心撞到了对方，一个人因为着急工作，并没有把这件事放在心上，甚至很快就把这件事情忘得一干二净了，而另一个人因为没有事情要做，找了把椅子坐下休息的时候回想着早上的事情，越想越气，越气越想，怎么想心里都不舒服。忙碌的日子总会让人精神十足，活力四射，闲懒的生活则让人无精打采，郁郁寡欢。因此，学会让自己动起来是抛开烦恼的有效方法。

2. 人一老，容易认为自己没有用

沈从文先生曾说："我一生最怕是闲，一闲就把生命的意义全失去了。"许多老年人因为自己的身体状态、精力大不如年轻的时候，容易认为自己没有价值了，不中用了。在人生中，奉献是自我价值的一种体现，因此老

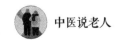

年人要让自己有事可做，在做事情的过程中展现自己的价值，让自己被认同。越来越多的老年人努力让自己的生活丰富起来，这样无论从生理还是心理上，都能提高生命的存在感。

3. 多做有益于社会的事

有些人认为自己年龄大了就没有价值了，这是大错特错的。人到老年，积累了一辈子的阅历和经验，这些对于社会来说是非常宝贵的。老年人要想办法充实自己的退休生活，如积极参加社区活动、做志愿者、培养兴趣爱好等。新加坡 65 岁以上老年人群体的人口占比较高，这其中有很多老年人身心健康，对参与社会活动抱有很高的热情。为此，新加坡政府开展了多种多样的社会志愿者招募活动，为老年人提供多种形式的志愿工作。目前，新加坡最受欢迎的志愿者工作就是"老老互助"，很多身体健康的老年人自告奋勇，到自己所在的社区报名成为志愿者，照顾同社区中的体弱多病的高龄老人。他们中的很多人只能使用一些地区的方言，子女不在身边，处于独居状态，再加上行动不便，看病成了一件异常痛苦的事情。"老老互助"的志愿者们陪伴这些老邻居去医院看病，并为其提供翻译和简单的看护服务，为这些有困难的老年人送去了贴心的帮助。还有一些社区为健康老人提供了有偿的志愿者工作，内容既有工艺品制作，也有在社区中协助开展各项活动的辅助性工作等。

开发自己的老年工作岗位，多做有益于社会的事，不仅老有所养、老有所乐，更要老有所为。

第三节　筋骨壮的老人多长寿

随着年龄的增长，老年人的骨量、骨密度会逐渐下降，进而出现身高降低，牙齿松动、脱落，骨质变脆等问题，同时关节的弹性、韧性、灵活性、活动度也会逐渐降低。另外，肌肉体积变小，收缩强度、持久性、敏捷度下降，肌腱反射减弱，会导致老年人出现动作迟缓、笨拙，易疲劳，容易腰酸腿痛，易患骨质疏松症，容易跌倒、骨折等问题。

老人的跌倒经常发生在家中的客厅、浴室，以及楼梯口等处，因此房间地面不宜过滑，浴室墙壁上应加装扶手，坐着淋浴比盆浴安全，可更好地避免老人进出浴缸时滑倒。在家应穿布底鞋，皮底拖鞋易打滑跌倒。

1. 越运动，越灵活

运动可提高老年人骨骼肌肉系统功能，延缓骨质疏松症及退行性骨关节病的发生。俗话说"人老腿先老"，运动锻炼提高肌肉力量、改善骨关节功能，正是延缓衰老的途径之一。软骨的功能也可通过运动加强，这将有助于预防骨质疏松症和关节炎等。

2. 生活中的壮骨法

（1）晒太阳

很多人都知道，很多情况下单纯补钙是补不上去的。维生素D对增进骨骼健康具有至关重要的作用，它能改善人体对钙的吸收，增加骨密度，提高肌肉功能。那这些维生素从哪里来呢？单纯从食物中摄取是不够的，

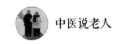

其实这种维生素在我们自己的体内就可以合成，每天晒太阳可以帮助身体合成更多的维生素 D。

（2）保证充足的睡眠

睡眠是人体的自我修复过程，我们的骨骼也是一样，休息不充足会削弱骨骼在睡眠期间的自我修复能力。发表在《美国老年医学学会杂志》上的一项研究成果显示，每晚睡眠不足 6 小时的老年人患上骨质疏松症的风险要高于睡眠时间长的同龄人。这是因为缺乏睡眠会扰乱生理节奏，进而影响骨骼的代谢功能。所以，要想自己的骨头壮实，就得保证足够的睡眠。

（3）多吃绿叶蔬菜

绿叶蔬菜（包括花菜、小白菜等）是钙的优质来源，它们还富含钾、镁、维生素 K 等，这些营养物质对骨头的修复起着至关重要的作用，通过食物获取这些营养物质是非常巧妙的选择。此外，要注意摄取足够的蛋白质，适当多吃些豆制品、肉类等，也有助于维持骨骼肌肉系统的正常、健康运转。

3. 运动中的壮骨法

老年人可选择舒缓的有氧运动，如散步、打太极拳等。有效规律的运动有助于老年人舒缓身体、放松心情、协调大脑与肢体的配合等。适量的运动可以帮助老年人使中枢神经系统更加活跃，使大脑变得活泼。同时，适度的运动也可以使筋骨更加强健。

（1）散步

走路时，人体有大约 40% 的时间是单脚站立的，因此正确走路也有助于训练平衡感。正确的走路姿势是脚跟着地，尽量不要有声音。散步时建议穿减震鞋子，避免对膝盖造成损伤。老年人可以根据自身情况制订散步计划，选择适合自己的散步速度和距离，这样有助于燃烧身体多余的脂肪，使身体更为灵活，甚至能改善人的精神面貌。

（2）打太极拳

打太极拳可以说是非常普及的老年人锻炼方式，经过一段时间的练习能够有效提升心肺功能、锻炼身体的柔韧性和协调能力、缓解骨质疏松和身体疼痛。同时，许多人在练习的过程中感受到了内心的平静，焦虑和不安的情绪能够得到明显的缓解，有利于心理健康。有人担心，打太极拳会不会伤膝？动作标准的太极拳运动对关节的冲击不大，不会加重膝关节的负担，相反，正因为对骨质有一定的刺激，在正确的营养辅助下，还能缓解骨质疏松症的表现。但如果有陈旧的膝盖问题，应在医生的指导下进行锻炼。

（3）游泳

游泳对人的神经系统、心血管系统、呼吸系统等都有积极的作用，特别是对于年龄较大，有关节作痛，不便参加慢跑、登山等运动的老年人来说，游泳更是一个合适的项目。老年人经常游泳可以缓解压力，缓解肌肉疼痛，促进身体健康。

（4）跳广场舞

近些年来流行的广场舞也是一种非常好的运动，锻炼身体的同时还能拓展社交。但要提醒大家的是一定要量力而行，注意节奏。

4. 穴位按摩助壮骨

下面给大家介绍一对配穴，常按可强壮下肢，缓解下肢疼痛、麻木等症状。这两个穴位是足三里和阳陵泉。先说足三里穴的位置，在我们的膝盖处有块骨头叫髌骨，就是膝盖上的那块呈类圆形的骨头，髌骨外侧下方有个凹陷处是外膝眼，外膝眼下3寸就是足三里穴。民间常说"按揉足三里，胜吃老母鸡"，按摩这个穴位可以提升身体正气，还可以缓解膝关节疼

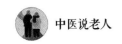

痛、下肢痿痹。阳陵泉穴也很好找，膝关节外侧有个高点是腓骨小头，腓骨小头前下方凹陷处即是。阳陵泉穴可治疗下肢痿痹、膝关节肿痛等。老年人每天用热水泡过脚后，左右腿上这两个穴位各按揉 3 分钟，有助于提高免疫力，帮助下肢变得更有力量。

第四节　牢记一天中的犯病时间点

一天之中，自然界的阳气与阴气是在不断变换的。半夜阴气最盛，阳气最弱，然后阴气逐渐衰减，阳气逐渐增长，一直到中午阳气最盛，阴气最弱，然后阳气逐渐衰减，阴气逐渐增长。一天之中阴阳二气就是在这种规律中循环消长的。天人合一，人体中的阴阳二气也是按照这个规律循环的。在阴阳二气消长的过程中，患有一些慢性疾病的老年人容易在几个时间点犯病，因此要多加注意。

1. 清晨要警惕晨峰高血压

一些心脑血管疾病患者常会在清晨发病，这是为什么呢？现代研究发现，晨峰高血压是心脑血管疾病容易发生在清晨的一个重要原因，晨峰是指血压从深夜的低谷水平逐渐上升至较高水平。清晨人体内的缩血管物质增加、扩血管物质释放受到抑制，加之清晨心搏出量增加，血压会在清晨人清醒后的一段时间内迅速达到较高水平，这一现象称为晨峰高血压。血压过高的情况下，容易加重心脏的负荷，导致心肌缺血。晨起血压控制不良的患者发生心绞痛，甚至心肌梗死、脑卒中的风险大大增加。

清晨血压升高与肺经在这个时候开始重新分配人体气血密切相关。寅时，人身体各部开始由静转动，各脏腑对血、气的需求量都开始增加。这时，肺作为"相傅之官"担当起"均衡天下"的职责，一旦宣发肃降失职，就会造成严重的后果。而身体各部对血、气的需求量的增加，会加重心脏的负担，这就是许多心脏病患者在清晨发病的原因。

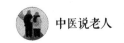

晨峰高血压导致的突发性心脏病让老年人猝不及防，致死率非常高，那么我们应该怎样做才能够控制好自己凌晨的血压呢？

早晨睡醒后不宜立刻起床，在床上缓慢做几分钟肢体活动后再起床更为妥当。起床后穿衣等动作也不要着急，动作慢一点，一步一步来，活动不宜过于剧烈，适当推迟晨练时间。睡前平躺，搓热手掌，然后用右手掌自胸骨开始向左侧按摩至腋窝，每天100次。如果时常感觉早晨起床后身体不适，应当尽快就诊，及时调整降压方案。

另外，按时服用降压药非常重要，漏服、自行停服降压药都会造成血压的大幅度波动，严重的甚至有生命危险。现在的科技非常发达，利用手机闹钟提醒功能帮助自己规律服药是一个不错的方法。

2. 中午要防心血管疾病

人体在中午的时候阳气较为亢盛，阳气盛则正气足，所以许多外感病到了白天会缓解，但是一些慢性疾病却不是这样。午饭作为一顿正餐，人们通常吃得会非常丰盛，这会加重心脏的负担，导致心血管疾病的发生。因此，中午的饮食需要做到限盐、限量。

首先是限盐。盐分被吸收之后进入血管中，会增加血浆渗透压，从周围组织中吸收大量的水分，导致血管内压力增高。建议成人每人每天食用食盐的量不超过6克（有高血压病史，或处于高血压前期的人群，建议控制在5克以内）。尤其要注意的是，很多调味料，比如酱油、蚝油、番茄酱等，也含有大量的盐分，也要计入一天中食盐的摄入量，因此建议减少使用这些调味料。

其次是限量。人体在消化食物的时候，大量血液流到了消化器官，导致身体其他部位的血液供应不足，为此心脏就会加速泵血，以加快血液循环。为避免心血管饭后"作乱"，建议午餐以八分饱为宜，避免消化系统和心脏"抢"血。

3. 夜间要防哮喘加重

哮喘特别容易在夜间发作，这主要是因为白天肺功能相对较强，夜间肺功能相对较弱，抗过敏能力明显下降，且夜晚气温较低，故而哮喘容易在夜间加重。睡前服用长效抗过敏药可以预防哮喘夜间发作。

哮喘的防治是一个缓慢的过程，尤其对于老年人来说，身体素质的逐渐下降使得哮喘的控制更加困难，因此更要坚持长期规范化治疗并在日常生活中注意预防。白天不要进行剧烈运动，避免劳累，注意休息，保持情绪稳定和心情愉快。户外活动时，要避免接触花粉等过敏原，防止蚊虫叮咬。日常要及时清除床褥上的灰尘、毛屑，干燥的空气会诱发支气管痉挛，睡前应增加卧室湿度或喝一点白开水。睡觉时因仰卧状态呼吸阻力大，易致哮喘发作，故应采用侧卧位或适当采用头高脚低的方式。人在睡眠状态下体温会下降 0.5℃左右，体温的下降可引起支气管收缩，因此睡眠时应注意保暖，避免引起哮喘发作。

4. 半夜是糖尿病患者的一道坎儿

糖尿病患者的血糖调节能力相对较差，晚餐后到第二天早餐这一段时间较长，如果晚餐进食较少，晚饭后运动量过多又没有补充食物，很容易在夜间出现低血糖。老年人的身体反应能力差，一部分糖尿病患者出现低血糖时无任何前期症状，会很快进入嗜睡、昏迷状态，甚至出现癫痫样抽搐。如果不能及时进行相应的急救，就会出现危险的状况。通常情况下低血糖持续超过 6 小时，脑细胞就会出现不可逆损伤，严重的甚至会造成死亡。因此，患有糖尿病的老年人要注意以下几点。

（1）晚餐后不要运动过度

适当多运动有益于血糖的控制，但是晚餐后注意要控制运动量不可过大，否则食物消化吸收过快，糖原消耗过多更有可能出现低血糖。

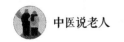

（2）及时监测自己的血糖

老年患者如睡前血糖偏低，小于 5.6mmol/L，要及时加餐，必要时减少降糖药物用量，防止出现低血糖。一旦碰到有出冷汗、发抖、抽搐等异常的情况，首先要冷静，尽快喝一些糖水，同时快速检测血糖，以做到心中有数。一般来说，经过处理后多数低血糖的症状可自行缓解，但如果出现神志不清等严重的反应，应及时拨打急救电话前往医院治疗。

（3）规律复诊调整降糖方案

糖尿病患者一定要坚持规律复诊，及时复查并与医生充分沟通，以保证使用更加适合的降糖方案。例如，第一代降糖药磺脲类作用强、吸收快、作用时间长，如果服用方法不当或药量过大，最常见的不良反应便是低血糖。如果发现自己经常出现低血糖，需要及时反馈给医生，更换新的降糖药物。

第五节　血管要年轻，身体会更好

现代人患心脑血管疾病的概率越来越高，比如冠心病、脑梗死、脑出血等，病死率居高不下。随着年龄的增长，身体里的血管也在悄悄老化，血管内的斑块也会变得越来越大。在血管刚刚出现问题的时候，我们一般很难察觉，然而当真正察觉的时候可能为时已晚。血管的健康对于一个人的全身健康是非常重要的，血管一旦出现问题，往往预示着可能会导致非常严重的疾病。

1. 血管不年轻，疾病找上门

（1）大脑血管堵了——中风

中风发生后，可能出现偏瘫、说话不清，甚至丧失活动能力，卧床不起。

（2）心脏血管堵了——心肌梗死

如果堵塞程度轻的话，可能只是心脏泵血能力受到影响，有时会出现心绞痛的症状。而严重的心肌梗死随时都可能致命。

（3）腿上的血管堵了——闭塞性动脉硬化、静脉血栓

动脉堵塞严重时，可能导致腿部缺血坏死，甚至需要截肢。而静脉血栓如果脱落，进入肺血管，就可能导致肺栓塞。

（4）肺部的血管堵了——肺栓塞

肺栓塞的病情通常很急，容易引起窒息，甚至死亡。

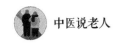

2. 让血管保持年轻的方法

血管年轻，就不容易出现冠心病、脑梗死等急危重症。想让血管保持年轻，除了要保持愉悦的心情，不要长时间有太大的心理压力以外，我们还可以这样做。

（1）限盐

如果每天摄入大量盐分的话，盐就会成为危害我们血管健康的首要"杀手"。摄入的盐太多会导致血压上升，而血管中的血液长期处于高压状态，很容易引发动脉硬化，这样血管也会在一定程度上受损，所以要每天控制盐的使用量，坚持清淡饮食。

（2）多运动

要想生活得好，就得多运动。游泳、爬山、跳舞、练习瑜伽等，这些运动都可以帮助我们提高血管弹性，增强心肺功能，保证血液中的氧气含量。锻炼前后别忘记做一些拉伸运动，一方面防止运动期间受伤，另一方面拉伸活动容易促进血液流动，对我们的血管健康也是有好处的。坚持锻炼不仅对血管健康有益，对全身健康都有很大的好处。

（3）选择有助于降脂的食物

评价血管年轻与否有一个非常重要的指标，那就是血脂的高低。生活中有非常多的天然食物可有效降低血脂，经常食用可以降低血液黏滞度，降低血栓形成的可能，使血管保持畅通。哪些食物具有这些功效呢？

①西红柿：西红柿不仅含有丰富的维生素，还含有芦丁（又称芸香苷），它可提高人体抗氧化能力，消除自由基，保护血管弹性，有一定的预防血栓形成的作用。

②玉米：玉米富含饱和脂肪酸，有助于人体脂肪及胆固醇的正常代谢，可以减少胆固醇在血管中的沉积，从而起到软化血管的作用。

③绿茶：绿茶可以降低体内胆固醇和甘油三酯的含量。另外，绿茶中含有的儿茶酚具有抗氧化的作用，有一定的预防血压、血糖升高的作用，

使血液循环更加顺畅。

④黑豆：很多人都知道黑豆可以帮助乌发，其实黑豆还可以养血。黑豆是一种神奇的食物，可以促进血液循环、调节肠胃功能、增强新陈代谢，还可以明目。

⑤西蓝花：西蓝花是黄酮类化合物含量较多的食物之一，这种物质除了可以预防感染，还能够阻止胆固醇积聚氧化，防止血小板凝结，从而降低心脏病与脑梗死的发病风险。

⑥大蒜：大蒜中含有一种硫化物叫大蒜素，可以减少血中胆固醇、低密度脂蛋白含量，增加高密度脂蛋白含量，预防血栓形成。

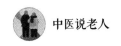

第六节 知味看色，寿从食中求

老年人退休前一直忙于工作，退休后不妨多到厨房忙一忙，在享受美食的同时还能让身心得到锻炼。

1. 知味

知味中的"味"，说的就是"五味"。早在于汉代成书的中医经典《黄帝内经》中就指出了饮食与生命的重要关系。《灵枢·五味》有言"五谷：秔米甘、麻酸、大豆咸、麦苦、黄黍辛。五果：枣甘、李酸、栗咸、杏苦、桃辛。五畜：牛甘、犬酸、猪咸、羊苦、鸡辛。五菜：葵甘、韭酸、藿咸、薤苦、葱辛"，还说"五味各走其所喜。谷味酸，先走肝；谷味苦，先走心；谷味甘，先走脾；谷味辛，先走肺；谷味咸，先走肾"，大自然为人类提供的食物有酸、苦、甘、辛、咸五味，各有其五行属性，酸属木，苦属火，甘属土，辛属金，咸属水，又因其不同的属性而各有所归，与五脏之气相合。饮食之中，味道偏酸的就先入肝，偏苦的就先入心，偏甜的就先入脾，偏辛辣的就先入肺，偏咸的就先入肾。

由于五脏与人体各部位之间具有特定的联系，所以五味也与人体的各个部位相对应地存在亲和关系。因此，所有入口的食物，以其辛、酸、甘、苦、咸五味分别养护五脏，并分别循行于经脉养护相应的形体部位，使人健康。根据身体需要，选择适当的饮食进行补养，能够促进身体健康，提高新陈代谢能力，达到益寿延年的目的。

现在，人们的物质生活条件比较优越，以食肥甘厚味、油腻、辛辣的食物为多，但是图一时嘴上的痛快，会导致很多疾病的发生，比如糖尿病、肥胖症、高脂血症等，所以必须强调饮食的合理搭配，五味调和。食物的滋味不同，其作用也不同。五味与人体的健康有十分密切的关系，如果调配得当，则可增进健康，有益于人们预防、治疗疾病，但若五味偏嗜，也可诱发疾病。下面为大家具体介绍一下食物"五味"的作用。

肝的本味是酸，适当吃酸味，对肝是有一定滋养作用的。酸味之物有李子、西红柿、山楂、葡萄、杏、柠檬、橙子等，常食能增强肝脏功能。中老年人可适当增加酸味食品的摄入量，但注意不要过食酸味食物，否则反而会伤脾。脾胃不适者不宜多食酸物，因脾属土，肝属木，木克土，所以"脾病禁酸"。过食酸物易引起消化功能紊乱，诱发胃肠道痉挛，还可能令人小便不利，引起水肿，如老年人过食山楂容易引起呕吐、腹痛等症状。

苦味所走，酸、咸、辛、甘味皆不能胜，但服之能清火宁心，除烦减欲。故晨起脾胃未醒时不宜食苦，脾胃虚弱者不宜常服苦药，气虚血亏者不宜过食苦味。苦味之物有野蒜、苦瓜、苦菜等。苦入心，适当食用苦味可以清心火、消暑热，患有心脏疾病的人群可适当多吃一点，但要注意过食苦味会耗伤肺津以致皮肤枯燥，毛发枯槁。

甘味能补、能和、能缓，性柔弱而润，胃肠最喜，津液足、营卫盛则肉满体壮、毛美肤润，故曰"甘入脾"。适当食用甘味食物，对脾胃有滋养作用，这也是为什么很多健脾的药都是甘甜的。但嗜甘过多会腻，会困阻中焦，形成痰湿，进而伤脾。过食甜味，会伤肾壅塞、泄气，而使骨节疼痛，头发脱落。现代研究认为，甜食吃得过多会引起血糖、胆固醇升高，使人发胖，甚至会诱发心血管疾病，还可引起身体缺钙。另外，因肾属水，脾属土，土克水，所以"肾病禁甜"。

辛味之物有葱、姜、蒜、洋葱、辣椒等。辛味善留上焦，熏于肺道，故曰"辛走肺"，肺气虚弱者适当食用一些辛味的食物，能够助肺气，解表行气，调理气血，通阳发汗，先解肺气，再散脾胃湿气。像我国西南部的

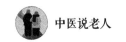

四川等地湿气较重，因此喜食辛辣食物（比如花椒）的人也相对较多。过食辛味，会耗损肝血而引起筋脉拘急，爪甲枯槁，使肺气过盛，还会对胃黏膜产生强烈刺激，故患有痔疮、肛裂、溃疡病、便秘、神经衰弱及皮肤病等患者不宜吃辣食，以免加重病情。

咸味之物有猪内脏、海产品等。淡咸之味可促使肾阳蒸发津液，故曰"咸入肾"。补肾之汤中可稍加盐使味微咸，治肾之药如杜仲等也宜盐炙。过咸使血浓涩，又"心主血"，故心缓血涩不宜咸。过食咸味，会令血管变硬，气血流行滞涩不畅，更会加重肾脏负担，还会增加血管阻力，导致血压升高，由于全身血容量加大，还会加重心脏负担。

2. 看色

看色中的"色"，说的就是"五色"，五色者，青为肝色，赤为心色，黄为脾色，白为肺色，黑为肾色也。《尚书·益稷》云："以五采彰施于五色，作服，汝明。"孙星衍言"五色，东方谓之青，南方谓之赤，西方谓之白，北方谓之黑，天谓之玄，地谓之黄，玄出于黑，故六者有黄无玄为五也"，说的就是自然界青、赤、黄、白、黑这五种正色。《医宗金鉴·幼科心法要诀·察色》中记载："欲识小儿百病原，先从面部色详观，五部五色应五脏，诚中形外理昭然。"正常人的面色应当是红黄隐隐，即面色发黄，却依旧能够透出红润。如果一个人面见青色就提示肝可能出了问题，面见赤色就提示心可能出了问题，以此类推，黄对脾，白对肺，黑对肾。

第七节　吃饭有讲究，身体自然好

俗话说"人是铁，饭是钢，一顿不吃饿得慌"，一日三餐为生命活动提供了必需的能量和营养。老年人在吃饭的时候更要讲究一些，通过合理饮食来守护健康，延长寿命。

1. 不要做一个重口味的人

人们常说"要解馋，辣加咸"，这也是很多人喜欢下馆子的原因，饭店里的菜油水大，咸、辣、香味特别容易勾起人的食欲。许多人贪图味蕾的刺激，也就是口味重，在饮食中放很多辣椒、麻椒、白糖、食盐等调味品。常吃这类食物会让肠胃受到过辣、过咸、过油等刺激，从而出现不适，还可能引起体重增加、血脂异常等后果，大大增加了心脑血管疾病、脂肪肝、糖尿病等的患病风险。"中国居民平衡膳食宝塔"提示成年人每日摄入的食盐量以不超过 6 克为宜。食盐摄入过多会加重肾脏负担，引起浮肿，水钠潴留还会引起血压升高，增加冠心病、脑出血等的发病率。

因此，在日常饮食中，我们的口味要尽量淡一些，不要食用过油、过辣、过咸、过酸、过甜、过苦的食物，多选择吃一些清淡温和的食物，避免各种刺激性食物，这样能够更好地减少饮食对胃黏膜的刺激，有助于保持身体健康。

2. 多吃容易消化的食物

人在上了年纪后，消化食物的功能会渐渐减弱，肯定不可以再像年轻

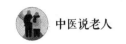

的时候那样"大碗喝酒、大口吃肉"了，要注意保养自己的脾胃功能，多吃一些容易消化的食物。例如，适当多喝粥就是一种很好的保养脾胃的方式，五谷山药粥、南瓜小米粥、皮蛋瘦肉粥、大枣莲子粥等，都对身体有一定的好处。

3. 一日三餐要规律

一日三餐，时间、餐量都要养成一定的规律，这样才能够符合身体内的消化液的分泌节律，保护好身体。有些人三餐饮食不规律，这样会打乱胃肠消化的生物钟。不吃早餐或饥饿时，胃酸等消化液分泌后得不到食物的中和，会侵蚀胃黏膜，加上很多人患有幽门螺杆菌感染，容易引起急慢性胃炎、胃溃疡、十二指肠溃疡等疾病。此外，三餐不规律还会使胆囊缺乏定时有效的刺激，时间一长，胆汁滞留在胆内，容易形成胆囊结石等。

有很多人喜欢晚上出去聚餐。聚餐的时候，丰盛的菜肴往往使人食欲旺盛而"吃撑"，进而造成胃肠不适甚至消化系统疾病的发生。吃得过饱不仅会加重胃肠道的负担，引起消化不良，还可能造成体重增加，诱发高血压和动脉硬化，加重心脏负担。因此，规律饮食对于身体健康来说尤为重要。

4. 经常吃一点苦味的食物

在上一节我们介绍了中医学讲究五味调和，在五味中我们不难发现，苦味的食物常常是大家最不喜欢吃的。但是要想保持身体健康，苦味是不可少的。苦味食物有清热、凉血、解毒、养心的功效，苦味食物的苦味主要来自其中所含的各种呈苦味的生物碱、氨基酸、糖苷等，如咖啡中的咖啡碱、茶叶中的茶碱、巧克力中的可可碱、杏仁中的苦杏仁苷等。这些物质虽然不是传统的营养素，但它们的优点不可忽视，具有抗菌消炎、消除疲劳等多种功效，还能够调节体内酸碱平衡，有一定的降血脂作用。

5. 注意营养的均衡搭配

现代研究表明，人体所需的营养素不下百种，其中一些可由自身合成、制造。无法自身合成、制造，必须从外界摄取的有四十余种，细分后可概括为七大营养素：蛋白质、脂肪、糖、无机盐（矿物质）、维生素、水和膳食纤维。它们分布在肉类、水产类、蛋类、蔬菜类、豆类、粮谷类等各类食物之中，因此日常食谱宜宽不宜窄，选择的种类尽可能多一些、杂一些，荤素搭配，稀稠结合，不要偏食，以保证各种营养素的摄入，满足人体需要。

第二章
顺应四季寿更长

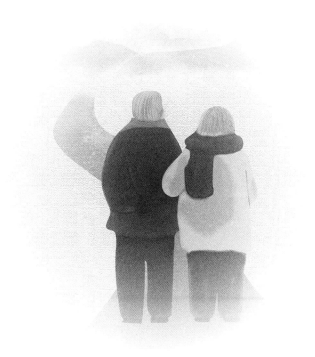

第一节　风为百病之长，春季要防风

春季是万物生发的季节，天气由寒转暖，自然界各种生物萌发，显出勃勃生机。但同时，春天气候多变，尤其是早春季节，乍暖还寒，常有寒流侵袭，气温骤降。自然界的六种邪气，风、寒、暑、湿、燥、火中，风邪在春天最为多见。再加上人的皮肤、毛孔开始向外疏泄，对寒邪的抵御能力有所减弱，同时阳气还没有恢复回来，对外邪的抵御能力还不强。所以老年人春天一定要注意防范风邪。

1. 外风和内风

老年人防风邪，其实主要是防范两种风，一是"外风"，二是"内风"。感受了"外风"，主要表现为感冒等，因为在春天虽然温度上升了，但是气温却经常出现大幅波动，所以经常会出现早晚气温差过大的现象。老年人也很容易伤风感冒，并由此引发急性支气管炎、肺炎、哮喘等疾病。而感受"内风"，主要表现为中风、头痛等。春季气温不稳定，常有寒潮入侵，气温变化大，可造成人体血管强烈收缩和扩张，因为难以适应外界变化而导致中风等的发生。中医学所说的"风为百病之长"，就是这个道理。

2. 春季养生这样做

（1）多去户外活动

春天万物复苏，阳光明媚。老年人春季的养生保健要根据春令之气生发舒展的特点，宣导春阳之气，以保障人体正常的新陈代谢。可以到公园、

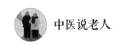

广场、树林等绿化情况比较好的地方锻炼身体，舒展筋骨，有助于身体健康和抵抗力的增强。

（2）注意防寒保暖

古代医学家孙思邈曾说过"春天不可薄衣"，春季乍暖还寒，气温多变，如果衣着单薄，保暖措施不利，就极易受寒患病。特别是老年人，各项生理功能逐渐减退，对气候变化的适应能力较差，有意地"春捂"尤其重要。老年人的衣着要根据自己的身体情况结合气候变化随时增减，衣着要松软轻便，贴身保暖，出门要戴口罩，切忌过早脱去冬衣。一旦得了感冒要及时就医，用药越早效果越好。

3. 春季喝茶有讲究

喝茶可增加循环血量，有利于养肝和代谢体内产生的废物，可降低毒物对肝的损害。春季饮香气浓郁的花茶，有助于散发冬天积留在体内的寒邪，促进人体阳气生发，使寒邪消散。像党参、决明子、枸杞子、紫苏、山楂等，都十分适合在春季搭配作为茶饮来饮用。

下面为大家介绍一个春日元气茶方。

材料：黄芪3克，西洋参3克，枸杞子3克，玫瑰花6～9朵。

做法：将黄芪、西洋参、枸杞子、玫瑰花放入杯中，加500毫升沸水冲泡，盖盖等约20分钟后即可代茶饮用。也可以在锅中加适量水，熬煮45分钟至1小时，然后代茶饮用。

功效：补元气，养阴血，疏肝解郁，增强免疫功能。非常适合在春季饮用。

4. 食疗养阳不可少

《黄帝内经》提出"春夏养阳"的养生道理，春天宜多吃些温补阳气的食物，以使人体阳气充实，抵御邪气侵袭。由于肾阳为人体阳气之根，故在饮食上养阳，还应包括温养肾阳之意。饮食上应多吃点培补肾阳的东西，但春季比较注重"轻补"，即避免使用温补或大补阳气之药材。此外，人们经过冬季之后，会出现多种维生素、无机盐及微量元素摄入不足的情况，所以很多人到了春天会出现口腔炎、口角炎、舌炎、夜盲症和某些皮肤病。因此，在饮食上要注意多食时令蔬菜，补充维生素等，提高身体的免疫力。韭菜是春季当令时蔬，能温补肝肾、温中行气、散血解毒，还有保暖、健胃的功效。初春时节的韭菜品质最佳，可以适量多食用。

此外，新鲜的春笋、豌豆苗、菠菜、苋菜等，也很适合搭配在春季的菜肴中使用。

下面为大家介绍两个适合在春季使用的食疗方。

（1）油焖春笋

材料：春笋300克，香葱1根，生抽、老抽等适量。

做法：春笋剥去外壳，切掉老的根部再洗干净，切成小段，放入开水中焯3分钟捞出，再放入冷水中过凉，沥干水分备用；葱洗净切成葱花，起油锅，油热后放入葱花爆香，接着倒入处理好的笋段煸炒一会儿，倒入生抽、老抽，加糖、盐炒匀，倒入适量水，盖上盖焖煮5分钟即成。

功效：笋有"蔬中第一珍"的美誉，春笋味道清淡鲜嫩，民间也有"无笋不成席"之说。春笋有利九窍、通血脉、化痰涎、消食胀的功效。现代研究证实吃笋有滋阴、益血、化痰、消食、明目等作用。但春笋性寒味甘，又含较多粗纤维，大量食用后很难消化，容易对胃肠造成负担，尤其是已经患有胃肠道疾病的人群，更不可大量食用。患有尿道结石、肾结石、严重的胃及十二指肠溃疡、肝硬化、食管静脉曲张、慢性肠炎等疾病的患者及脾胃虚弱者都不宜多吃笋。

（2）杜仲腰花

材料：杜仲10克，猪肾250克，葱、姜、蒜、花椒、绍酒、干淀粉等各适量。

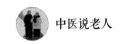

做法：杜仲清水煎取浓汁 50 毫升，加淀粉、绍酒、味精、酱油、盐、白砂糖，搅匀分成三份备用；猪腰片去腰臊和筋膜，切成腰花，浸入一份芡汁内，葱、姜、蒜洗净切段或片备用；炒锅大火烧热，倒入植物油烧至八成热，放入花椒，待香味出来后投入腰花、葱、姜、蒜快速炒散，勾入芡汁，继续翻炒几分钟，加入另一份芡汁和醋翻炒均匀，起锅即成。

功效：杜仲味甘，性温，入肝、肾经，可以补肝肾、强筋骨，应春季养肝之效。猪肾同样入肝、肾经，有滋补肝肾的功效。中医学认为，肝肾同源，杜仲腰花可滋补肝肾、温阳补虚，共奏春季养肝、春夏养阳之效。

第二节　多少老人倒在暑热中

一说到夏天，大家最深的印象莫过于一个"热"字！夏天白昼时间长，太阳炙烤着大地，是火热邪气正盛的时候。老人的体温调节功能下降，再加上皮肤排汗的能力不强，大量的体热不得外泄，容易导致体温调节中枢失控而引起中暑。另外，老人如果患有心血管疾病，炎热会使其交感神经兴奋，加重心血管系统的负荷，容易诱发其他疾病。中医学讲求因地制宜、因时制宜，夏季的时令特点是炎热，所以夏季养生的关键就是防热、防暑。

1. 中暑的症状有哪些

中暑，根据症状和疾病严重程度的不同，主要分为先兆中暑、轻度中暑及重度中暑。老人在中暑后常会大量出汗、口渴、四肢无力、恶心、胸闷、体温正常或略高（一般不高于37.5℃），此时如果能到通风、凉爽的地方休息，在短时间内即可恢复正常，这样的情况医学上称之为"先兆中暑"。如果没有得到及时的纠正与处理，就会出现大量出汗、面色潮红、胸闷、皮肤湿冷、体温升高到38℃、血压下降、脉搏加快等表现，称为轻度中暑。进一步加重会引起重度中暑，主要症状为昏倒、痉挛、皮肤干燥无汗、体温在40℃以上等，这种情况就比较严重了，需要及时到医院进行处理。

2. 老人中暑莫要慌，这些办法要牢记

（1）轻度中暑

离开高温环境，到阴凉、通风处休息，脱去衣服，使体温下降。喝些

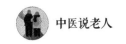

清凉饮料，比如糖盐水、菊花水、绿豆汤等，还可服用藿香正气水、十滴水、人丹等解暑药。症状不能缓解时，可用针刺或手指掐人中、合谷、内关等穴位。人中穴位于鼻柱下，在人中沟的上 1/3 与下 2/3 的交界处，具有醒神开窍、调和阴阳、镇静安神、解痉通脉等功用，历来被视作急救首选之要穴应用于临床。人中穴还有一个名字叫"水沟"，掐这个穴位，有缓解中暑的作用。合谷穴也很好找，在手背第 1、2 掌骨间，第 2 掌骨桡侧的中点处，掐合谷穴对发热、热病无汗或多汗等症状效果较好。内关穴在腕横纹上 2 寸，掌长肌腱与桡侧腕屈肌腱之间，主治心烦、胸闷等症。

（2）重度中暑

对于面色发红的老人，可将其头部垫高；面色苍白的患者，则要将其头部放低，以保证脑部供血。可对头部进行冷敷，用 50% 的酒精或冷水、冰水进行反复擦洗，以促其降温、散热。

需要特别提醒的是，以上分型是医学上根据症状的轻重划分的，但是每位老人自身的身体状况是不一样的，出现中暑时无论属于哪种分型，如以上方法无效，都应尽快将老人送至医院抢救，或拨打 120 急救。在去医院的途中也要注意降温避暑。

3. 起居防暑要注意

夏季防暑，起居上要注意。夏天白昼长，夜晚短，起居上要适当晚睡早起，以适应时令的改变。运动锻炼要在天气凉爽时进行，最好选择在清晨或傍晚，地点最好选择在空气清新、流通的地方，运动强度不要太大。夏季炎热，容易中暑，外出活动要避开烈日暴晒的时间，劳逸结合，午后一般要适当午休。另外，还要注意房间内空调温度不宜过低，睡觉时不要让风扇、空调正对着身体送风。

4. 饮食防暑不可少

在饮食上，中医学认为夏季为心之所主，其味在苦，因此应当适当吃些苦味的食物，比如苦瓜、莲子心等，以清热泻火。同时，夏季还可以适当吃些辛味的食物，比如葱白、姜、蒜等，以行气、活血、通窍、化湿。另外，夏季要补充足够的蛋白质，以鱼、肉、蛋、奶和豆类为好，多吃一些维生素含量比较高的水果、蔬菜。夏季如果雨水多，湿热重，要选择清淡味鲜不油腻的食物，如青菜、各种豆类、瓜类等富含维生素和无机盐的蔬菜。夏天还要注意多饮水，喝绿茶可以使人感觉凉爽，而且可以止渴，因此在炎热天气下可选择适当多喝绿茶。

自然界中有一类药材，既是药物也是食物，为药食同源之品，可以在日常饮食中适当加入，具有很好的效果。

（1）莲子

莲子具有补脾止泻、养心安神明目、益肾涩精止带的作用，可以预防夏季心火，祛除体内的热气。

（2）荷叶

荷叶具有消暑利湿、健脾升阳之功效，夏季暑热容易导致食欲不振，以鲜荷叶熬大米粥、干荷叶泡茶等可改善此类症状。

（3）蒲公英

蒲公英具有解毒、消炎、清热之功效，可防治感冒发热、扁桃体炎、急性咽喉炎、风火赤眼等夏季易发的热性疾病，为夏季降火之佳品。

（4）麦冬

麦冬具有养阴生津、润肺清心之功效，对夏季心火旺盛或心阴不足造成的口干、口渴、心烦有良效。

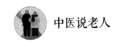

第三节　多事之秋，燥邪最伤人

秋天，是一个容易生病，或容易引起旧疾复发的季节，民间有"多事之秋""秋老虎"等说法。入秋之后，天气渐凉，气候干燥。在微微的寒意中，人们感受最明显的气候变化不是冷，而是"干"，尤其是北方。中医学认为，秋在五行中对应金，在人体五脏中对应肺，此时自然界阳气日衰，阴气日盛，雨水渐少，故时令主气为"燥"。秋在脏为肺，肺在志为悲，而肺为娇脏，喜润而恶燥。燥热之邪容易损伤人的肺气，导致人体内的阴液津气耗散，继而出现一系列病变。燥邪致病的特征就是出现各种干燥的症状表现。

1. 秋季燥邪最容易伤害老年人的四个部位

（1）秋燥伤肺

初秋时天气依旧很热，尤其是秋高气爽之后，空气透明度增加了，太阳当头照更会有种炙热感。这种热邪容易导致津液流失，加重秋天干燥的表现，常常会带来种种不适，如口干舌燥、咳嗽少痰、声音嘶哑等情况。此外，口鼻之处黏膜干燥，使得外邪容易进入，再与秋天的燥金之气结合，可形成温燥之气，故秋季多见温燥伤肺引起感冒的情况。

（2）秋燥伤皮肤

肺主皮毛，秋季皮肤容易出现干燥开裂、细菌感染，继而出现瘙痒、红肿等，搔抓时可能会引起皮肤感染，继而出现脓疱疮，严重时还可引起皮肤腐烂。

（3）秋燥伤咽喉

咽喉为肺胃之门户，秋季是咽喉炎的高发期。咽炎、喉炎多发与天气变化有关，秋天空气比较干燥，气温也逐渐降低。如果出现明显的咽部不适，我们应该注意多喝温热水，多吃些滋阴润喉之品，比如百合、银耳、黑木耳、梨等，平时用嗓较多的人群更要保护好嗓子，尽量减少说话量。另外，建议容易上火的人群少吃辛辣食物，以免刺激嗓子引发咽喉炎。

（4）秋燥伤脾胃

秋季是痢疾、疟疾等传染病的高发季节，预防工作一定要做好，注意搞好个人卫生，消灭蚊蝇，不吃变质食物，按时接种疫苗。

2. 除燥小贴士

中医理论认为，秋燥当令，易耗伤人体阴津。这时人体出现各种各样的因为干燥而导致的症状一般属正常现象，但这种干燥不能任其发展，否则就会出现上面所讲的种种疾病。我们想要在秋季之中保护好身体健康，就必须要祛除体内的燥邪，以及预防自然界的燥邪入侵身体。因此，我们要通过种种举措，让干燥之处润起来。

（1）增加室内空气湿度

立秋后，空气干燥，为了避免室内空气干燥引起的皮肤水分的蒸发，应设法提高室内湿度，比如购买合格的加湿器，经常在室内加湿，也可以经常用湿拖把拖地，对于提高室内空气湿度具有很好的效果。

（2）改变洗浴习惯

夏天由于经常出汗，空气也特别干，很多人会增加洗澡次数，这样不但能够除去身上的汗气，还能够凉爽降温，非常舒服。但是到了秋天，要注意改变洗浴习惯，因为气候变化后，皮肤分泌的汗液和油脂会逐渐减少，洗澡次数过多容易损伤皮肤，破坏皮肤角质保护层，使细胞内的水分更容易蒸发，再加上老年人本身皮肤的油脂分泌就较少，皮肤过于干燥容易导

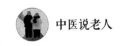

致皮肤病的发生。因此，要缩短洗浴时间，洗澡时不要用力刷洗，以免损害皮肤的皮脂、角质等保护层。

（3）培养乐观心态

秋天，人的肾上腺素分泌量降低，容易使人产生低落的情绪。中医学认为，秋季在志为悲，即秋天时人容易产生悲伤的情绪。因此，秋季精神的调养要注意避免悲伤、忧郁的情绪，培养乐观的心态。适量参加户外活动，在秋高气爽的日子里多到户外走一走。在古代，民间就有秋天登高而歌，养护肺气的习俗。

3. 具有润燥功效的食物

在秋天，为了应对燥邪侵袭人体，应当多食用一些具有滋阴润燥作用的食物，适当补充水分、维生素和无机盐。另外，立秋后应少吃辛味食物，助长肺气，若摄入过多，易造成肺气太盛，出现上火、便秘等秋燥症状，少吃牛羊肉和葱、蒜等刺激性食物，可以适当多吃酸味食物，帮助收敛肺气、防秋燥。俗话说，秋天是收获的季节，各种各样的水果蔬菜都成熟了，上市了，大家可以在一饱口福的同时帮助自己润肺除燥。

（1）梨

梨是秋天的应季水果，也是润肺常用的食材。梨性寒，味甘，含柠檬酸，维生素 C、B$_1$、B$_2$，以及苹果酸等，具有润肺清燥、止咳化痰的功效。

（2）石榴

石榴有润肺止咳、生津、止烦渴等作用。凡津液不足、口燥咽干者，可用石榴捣汁或煎汤饮，能清热解毒、润肺止咳。

（3）白萝卜

白萝卜为十字花科草本植物，具有健胃消食、化痰止咳、顺气利便、生津止渴、补中安脏等功效。

（4）菠菜

初秋气候开始变得干燥，一旦蔬菜、水果食用过少，水分摄入不够，就容易上火，口腔里也会跟着出现溃疡、发炎等问题。菠菜中丰富的维生素 B_2 是有效预防口角溃疡、唇炎、舌炎、皮炎等的重要营养素。

（5）芹菜

夏秋交替的时节温差较大，早晚凉，中午热，对于体质较敏感的老年人来说，身体很难马上适应这种变化，可直接影响到内分泌系统和神经系统的功能，导致睡眠质量下降等。芹菜有降血压、降胆固醇和镇定神志的作用，对这些症状有一定的缓解作用。

（6）杏仁

秋天易被秋燥之邪耗伤津液，引发口干舌燥、咽喉疼痛等。杏仁可润肺止咳，对干咳无痰、肺虚久咳等症有一定的缓解作用。

（7）百合

百合能补益心肺，有肺虚咳嗽、干咳无痰或者感受秋冬季节干燥而感冒咳嗽者，都适宜吃百合。百合的食用方法很多，比如荠菜炒百合就是常用的食疗方，将荠菜切成末，与百合瓣共炒即可，称得上是美味佳肴，适合肺病患者食用。

4. 药膳润燥不可少

（1）麻油蛋汤

材料：新鲜鸡蛋 1 个，麻油 10 克。

做法：将鸡蛋打入杯中，加麻油搅匀，冲入沸水约 200 毫升。趁热缓缓饮下，以清晨空腹饮用为宜。

功效：可用于防治慢性咽炎。

（2）滋阴养胃生地粥

材料：鲜地黄 20 克，大米 80 克，白糖少许（依据个人口味适量

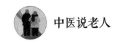

添加）。

做法：将鲜地黄洗净切碎后，加入 100 毫升清水，煮沸约 30 分钟后，滤出药汁，再煎煮一次，两次药液合并后浓缩至 100 毫升，备用。将大米洗净煮成白粥，趁热加入煎好的鲜地黄汁，搅匀，食用时加入适量白糖调味即可。

功效：滋阴养胃。

第四节　冬季御寒，别走进误区

《月令七十二候集解》中对"冬"的解释是"冬，终也，万物收藏也"，这句话的意思是说立冬之后，自然界中的粮食瓜果都已被采收完毕，入库收藏，而且此时动物也已潜藏起来准备冬眠。阳气潜藏，阴气盛极，草木凋零，昆虫伏藏，万物活动趋向休止，进入冬眠状态，养精蓄锐，为来年春天的生机勃勃做准备。故而，立冬不仅代表着冬天的来临，还隐含着万物收藏，规避寒冷的意思。所以我们在冬季要想保持一个良好的健康状态，抵御寒邪必不可少。

老年人在立冬之后若是保暖不到位，很容易被寒邪侵入，诱发关节炎、感冒等疾病。要想抵御寒邪，最直接的方法就是注重自身保暖，其中特别要注意四肢末梢的保暖，这是因为四肢末梢的血液循环较差，对外界温度变化敏感，最容易被寒邪入侵而出现不适。因此老年人在冬季外出时要戴上手套、帽子，穿保暖的棉鞋。患有膝关节炎等疾病的人群外出时最好戴上护膝，防止膝关节受凉。

老年人冬季防寒，强调适度为宜。很多人却常常是过犹不及，结果掉进了防寒保暖的误区之中。

1. 老年人冬季御寒的六大误区

（1）衣服穿得越厚越好

衣服本身不会产生热量，只起到隔离的作用，它缓冲了外面冷空气和体表热空气之间的对流，使人体的热量得以保存。从生理学角度看，穿衣

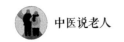

过多会抑制身体体温调节功能的适应性，减弱人体的御寒能力。并且，穿得太厚的话一活动就容易出一身汗，导致腠理大开，易被邪气侵袭，反而容易患上感冒等疾病。所以，冬天穿衣只要达到适宜的厚度即可。

（2）蒙头睡觉

蒙头而睡的时候，感觉上可能会暂时暖和些，但被窝里的氧气会越来越少，二氧化碳和不洁气体却越积越多。不能呼吸到新鲜空气会令人呼吸困难、头昏脑涨，夜里容易做梦，第二天早上起床的时候常常会感觉没有休息好，精神不佳。

（3）紧闭门窗

有些老年人认为自己的身体比较虚弱，不能吹凉风，担心受寒之后会引起感冒，一到冬天就整日门窗紧闭。其实不然。在密闭、温暖的空气中，细菌、病毒会加速繁殖，人也更容易感冒、咳嗽，所以应该经常开窗，保持空气新鲜，开窗时注意添衣保暖。

（4）常吃火锅保暖

冬天天气寒冷，围在火锅旁吃着刚出锅的、热得烫嘴的食物，蘸着火辣辣的酱料，能够出一身汗，相当舒服。但是火锅并不是对每个人都适宜，一部分老年人有阴虚的表现，加上冬季气候干燥，火锅调料等又偏于温热，很容易加重阴虚，使人出现口干舌燥、自汗盗汗、动辄气促、手足心热、大便干结等症状。此外，患有高血压病、胃病的老年患者更不宜食辣。

（5）饮酒御寒

饮酒后的确会使人有浑身发热的感觉，这是酒精加速心脏跳动，加速血液循环，促使人体散热的结果。但酒劲过后，大量热量散至体外，反而会使人浑身发冷，如果在刚喝过酒后出门，更容易引起感冒着凉。如果老年人患有心血管疾病，更不要采用这种办法御寒，尤其不可酗酒。

（6）热水洗脸

冬天人的面部在冷空气刺激下，汗腺、毛细血管呈收缩状态，遇上热水后会迅速扩张，但热量散发后又会很快恢复低温时的收缩状态。汗腺、毛细血管这样一张一缩，会影响人的面部健康，加速衰老。

2. 饮食御寒不可少

立冬之后，我们的身体为了抵御严寒会散发大量热量，消耗身体内的很多营养物质。若不适度进补，会造成老人身体虚弱，正气亏损。正气虚则外邪易侵，容易生病，所以冬天老年人应该适度进补，而且要很有讲究地进补。《饮膳正要》里面讲道："冬气寒，宜食黍，以热性治其寒。"也就是说，冬季寒冷，少食生冷之物，但也不宜多食燥热之品，应有选择性地食用一些有滋阴潜阳之功、热量相对高一些的食物。适量适度进补能增强体质，促进健康，但要注意，腻滞厚味的滋补食物不宜过量，以免伤及脾胃，反而得不偿失，损害健康。在这里为大家介绍两个美味可口的温阳御寒补虚食疗方。

（1）羊肉炖白萝卜

材料：白萝卜 500 克，羊肉 250 克，姜等适量。

做法：白萝卜、羊肉洗净切块备用；锅内放入 1000 毫升清水后将羊肉入锅，开锅五六分钟后捞出羊肉，将水倒掉；重新换水烧开后放入羊肉、姜、料酒、盐，炖至六成熟，将白萝卜入锅炖熟即成。

功效：益气补虚，温中暖下。对腰膝酸软、困倦乏力、肾虚阳痿、脾胃虚寒者更为适宜。

（2）糖醋带鱼

材料：带鱼 500 克，姜、葱、蒜、生粉等适量。

做法：将带鱼冲洗干净，擦干水分，切块，用少许盐、料酒稍腌，扑上生粉；姜切片，葱切段，蒜切茸，备用；锅下油，将带鱼放入油锅内炸至金黄色，达到外焦内软时捞出，沥干油分，装盘；下油爆香蒜茸、姜片

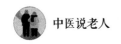

及葱段，再倒入糖醋料煮开，趁热将糖醋汁淋在鱼身上即成。

功效：增强体质，提高免疫力。

第三章

活动起来寿更长

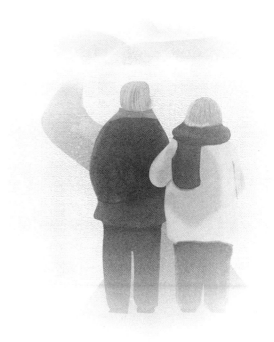

第一节　一口好牙让营养有保障

牙齿对于老年人来说非常重要，因为咀嚼功能的正常与否对人体摄入营养及食物的消化等有着很重要的影响。我们平时在聊天的时候常会用到"老掉牙"这个词，从字面上来看好像人一进入老年牙齿掉光是很正常的。老年人就不能拥有洁白坚固的牙齿吗？年龄大了真的就要"老掉牙"吗？当然不是！

一位老人坚持叩齿，虽然已经年过八十，仍然保持一口白牙，老人说刚开始叩齿的时候容易忘，总是坚持不下来，于是后来他抓住每次刷牙后的时间去叩齿，时间一长就养成了习惯。还有一个朋友，以前吃饭的时候总说自己不敢吃凉的，一吃就牙痛，刷牙的时候也总是出血，后来坚持了一段时间的叩齿后，牙齿比以前坚固多了，也不怕吃凉的食物了。

老年人可以通过平常的牙齿护理和保健来保护自己的一口好牙，即使上了年纪也能吃嘛嘛香。中医学认为，肾主骨，齿为骨之余，所以牙齿与肾的关系密切，牙齿的状态反映着肾的状态，肾气充足则牙齿强健，反之则牙齿枯槁。古人认为齿健则身健，身健则长寿。经常叩齿有助于呵护老人的牙齿健康。叩齿法指的是上下牙齿相互轻轻叩击，是一种常见的牙齿保健方法。叩齿除了可以补肾强骨，根据中医经络学说，足阳明胃经过上齿，手阳明大肠经过下齿，所以经常叩齿还可以增强胃肠功能，帮助消化，促进大肠的通降，帮助排毒。另外，叩齿的时候还可以活动面部肌肉，对养颜驻颜有一定的作用。古人经常通过叩齿来保持健康，有"朝夕琢齿，齿不龋"等记载，民间也有"清晨叩齿三十六，到老牙齿不会落"等说法。

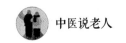

据史料记载，南北朝时期的医家陶弘景，年过八旬，齿紧完好，身体健壮，他的主要养生保健方法之一就是叩齿，他认为"齿为筋骨之余"，叩齿则会筋骨健壮，精神爽快。还有我们大家熟知的药王孙思邈也应用叩齿法，他在《枕上记》中指出"撞动景阳钟，叩齿三十六"，经常叩齿也是他的著作《备急千金要方》中的重要功法之一。

经常叩齿可增强牙齿的自洁作用，增强牙体本身的抵抗力。需要注意的是，叩齿也是有一定的方法的，一般每天早晚各做一次，每次叩齿的次数不限，可多可少，因人而异，叩齿的力量也不求一律，根据自己牙齿的健康程度和感受进行调整，量力而行即可。叩齿最重要的是坚持，只有持之以恒，才可见成效。

第二节　金津玉液是长寿饮

中医学有个独具特色的养生方法，就是咽津，津常咽，人长寿。这里的"津"指的是我们平常所说的唾液、口水，津常咽就是要常咽口水。有句俗语说"日咽唾液三百口，一生活到九十九"，祖先们已经告诉我们了，津常咽是长寿的秘诀。那么我们今天就来聊一聊这个神奇的长寿饮。

首先，中医学认为津是布散于体表皮肤、肌肉、孔窍，并能对人体起到濡养作用的一种液态的物质。津的流动性较大，质地较清稀，是构成人体和维持人体生命活动的基本物质之一。古代的《黄帝内经》中记载"腠理发泄，汗出溱溱，是谓津""津液各走其道，故三焦出气，以温分肉，充皮肤，为其津"。津对于人体十分重要，津液的生成、输布和排泄与人体的生理活动密切相关，同时津液还有滋润濡养和充养血脉的作用。

津液可以健脾和胃，滋润孔窍，滑利关节，润泽四肢百骸、五脏六腑，补益脑髓。唐代的著名医学家孙思邈就提倡"早漱津令满口乃吞之"，乾隆皇帝也将"津常咽"作为自己的养生秘诀之一。现代研究认为唾液是人口腔的唾液腺分泌的黏液，其中含有维生素、蛋白质、氨基酸、淀粉酶，以及各种离子和无机盐。研究发现唾液具有止血、软化收缩血管、杀灭病菌和微生物、抗病毒、助消化等功能。日本的一项研究发现唾液可以消除从氧气和食物中而来的对人体十分有害的自由基。最为可贵的是，唾液还有很强的防癌效果。

唾液的好处说了这么多，现在给大家讲一讲"津常咽"的具体方法，可不是直接将唾液咽下就可以的。首先要全身自然放松，排除杂念，这个

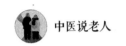

时候心里面一定不能想一些不开心的事情，然后口唇轻闭，不一会儿口中就会产生津液，等到津液将要满口的时候徐徐咽下，切记不能像猪八戒偷吃人参果一样一下就进了肚子。时间最好选择在早晚刷牙过后，这时人们心情放松，可以做到宁心静气，刷牙后口腔得到了清洁，唾液更纯净。

有一位老中医，年轻时就已经非常有名了，早早当上了科室主任。由于工作太过忙碌，数十年如一日，在五十多岁的时候患上了严重的心脏病，卧床不起。他的很多朋友都是国内知名的专家教授，前来会诊后都无奈地摇了摇头。整日躺在床上一动也不能动，强烈的生存欲望让他经过几天的烦躁后平静了下来。人动不了，只能试试咽津了。于是，他躺在床上，安静的时候就咽津，过了几天就感觉胃口比以前好多了，又过了一个多月居然能坐起来了，慢慢地可以下床了。后来，老人坚持锻炼至九十多岁高寿，身体一直非常健康。

这就是咽津的魅力。

第三节　耳常弹，人有福

耳朵帮助我们听到世界上各种美妙的声音，感受到人世间的喜怒哀乐，所以我们要爱护好自己的一双耳朵。对于老年人来说，随着年龄的增长听力会有所衰退，但是经常进行耳朵保健，经常弹耳朵，不仅可以保护听力，还有助于保持身体健康。

中医学历史悠久，博大精深，在很早的时候就对耳有比较深入的认识。《素问·阴阳应象大论》说肾"在窍为耳"，《灵枢·脉度》说"肾气通于耳，肾和则耳能闻五音矣"。耳是听觉器官，中医学认为，耳的听觉功能灵敏与否与肾精、肾气的盛衰密切相关。我们在生活中看到一个人的耳垂又大又厚实，常会说这个人有福气，实际上也是很有道理的，因为这是肾气充盛的表现，肾气充足，人的身体状态就会好很多，生病的概率就会相对小一些。做事情精力充沛，成功的概率也会大很多。老年人听力减退说到底是因为肾精的亏少，肾气的不足，而这些会导致耳朵出现问题，产生耳鸣、头晕等症状。

弹耳朵这个动作很简单，将双手搓热，以双手大鱼际由后向前发力，有节奏地轻弹耳郭即可。这个动作可以随时操作，次数不限。还可以搓耳朵，双手拇指及食指弯曲后，由上至下搓耳，以耳朵稍红热为宜。搓耳时可想象自己正在进行全身按摩，不知不觉中身体就会有温热的感觉。

肾为先天之本，步入老年后，先天之本用得很多了，人更容易出现肾虚。弹耳朵这个简单的动作可以经常做，不受时间或空间的限制，效果也很好。

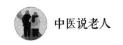

第四节　鼻常揉，肺气足

　　鼻子是人的五官之一，是呼吸道的起始。很多老年人易患呼吸系统疾病，比如支气管炎、哮喘等，"鼻常揉"可以帮助抵御病邪侵袭，让呼吸更加顺畅，让身体更加健康。

　　鼻子是呼吸之气出入的通道，与肺相连，所以称鼻为肺之窍。《灵枢·五阅五使》说："鼻者，肺之官也。"《灵枢·脉度》说："肺气通于鼻，肺和则鼻能知臭香矣。"在临床上人们常把鼻的异常变化作为诊断肺病的依据之一。从中医经络系统来看，手阳明大肠经、足阳明胃经、手太阳小肠经等都经过鼻，常按摩鼻部能够促进经络气血运行，促进阴阳调和，有防治感冒、鼻病的作用。

　　鼻位于呼吸道的最上端，通过喉咙和气管与肺相连，主管呼吸和嗅觉。鼻腔上部与颅脑相近，在下鼻道内有鼻泪管与眼睛相通，后鼻孔的鼻咽部与咽喉相接，气管与食道在此分道，中耳与两边耳咽管相连，因此鼻病常常会影响周围器官的健康。从鼻的作用来看，鼻是呼吸道的出入口，既是人体进行新陈代谢的重要器官之一，又是防止致病原微生物、灰尘等侵入的第一道防线。鼻腔内有鼻毛，还有黏液，故鼻内常留有很多细菌、脏物，如不及时清理有时会反过来成为疾病的诱因。鼻道不通畅，往往由血管收缩、鼻内分泌物太多所致，经常按摩鼻部可以促进血液循环，清除鼻内异物，减轻症状。

1. 鼻病防治的常用穴

　　鼻子和鼻子的周围也分布着很多穴位，如迎香穴、承泣穴、素髎穴、鼻通穴、印堂穴等。下面给大家介绍几个保健防病治病的常用穴位。

（1）迎香穴

迎香穴的位置非常好找，就在鼻翼外侧的中点处。常按这个穴位可疏散风热，通利鼻窍，同时还可以帮助缓解鼻塞的症状。当我们感觉鼻窍不通，无法闻到香、臭等味时，按摩这个穴位可以让鼻子通气，闻到香味，因此得名"迎香"。

（2）鼻通穴

鼻通穴又称为上迎香穴，在鼻唇沟的上面，它的保健作用与迎香穴差不多，经常按摩鼻通穴可以帮助我们防治鼻炎、鼻窦炎和头痛等。

（3）印堂穴

印堂穴想必大家都不陌生，很多电视剧或小说中会有"印堂发黑，必有大难"的情节。印堂是督脉上的穴位，位置非常好找，在我们的额部，两眉头的中间，经常按摩印堂穴具有明目通鼻和安心宁神的作用。

2. 鼻部保健

（1）擦鼻根

鼻根，俗称鼻梁、山根，就是鼻子的根部，戴眼镜时刚好卡在鼻子上的位置即是。擦鼻根时应该注意，如果戴着眼镜要先将眼镜摘下，让鼻根稍作放松，然后用拇指与食指轻轻捏起鼻根（注意控制力度，此处皮肤薄弱，用力不宜过猛），这时会感觉鼻根有些酸胀，这是鼻根长时间被眼镜压迫，血循不畅造成的。放松后，用食指的指腹快速来回擦鼻根约 20 次，至鼻根略红即可停止。

鼻根位于两目之间，鼻柱上方凹陷处，为足阳明胃经之所起，擦鼻根可以透过表面皮肤来疏通胃经经脉，促进面部经络气血阴阳调和。

擦鼻根还可以帮助睡眠。中医理论认为鼻根可以反映心的情况，心主神明，有时候白天思虑太过，晚上心烦意乱、睡不着的时候，通过擦鼻根

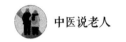

可以让自己快速进入梦乡。

（2）拿鼻翼

鼻孔之上称"方上"，现称鼻翼，中医理论认为鼻翼与五脏六腑的关系密切，可以反映胃肠道的状况，因此按摩此处还可以调整脾胃功能。将拇指与食指放在鼻翼两侧，轻轻拿捏鼻翼然后放下，动作重复 20 ～ 50 次，有助于调理鼻部疾病。还可以配合搓面部，将双手手掌搓热，放在面颊上，然后用力揉搓面颊和鼻翼，速度不要过慢，搓 120 次以上，这时候我们的面颊和鼻腔内就会产生热感，有助于缓解鼻塞症状。

（3）捏鼻孔

捏鼻孔，又可称俯按山源（山源指鼻中隔部）。将食、中指伸入鼻孔内一起捏鼻中隔，一捏一放，均匀用力，每分钟约 60 次，至鼻有酸胀感为止。此法对鼻塞有不错的缓解效果。

正常情况下，用鼻呼吸空气时空气中的灰尘与细小的微生物可被鼻毛阻隔在鼻腔中，使得鼻腔内存有异物，每天可先将鼻内异物清除，再捏鼻中隔，以促进鼻内血液循环，使我们的身体获得充足的氧气，这样会让人感觉神清气爽，精力十足。

第五节　眼明人不老

俗话说"眼睛是心灵的窗户"，一个人精神的好坏、活力的充盛与否都可以从眼睛里看出来。人只要身体健康，精神好，眼睛就炯炯有神。随着年龄的增长，患眼病的概率也大大增加，比如青光眼、白内障等疾病在老年人群中非常常见，视力减退威胁着老年人的身体健康。

1. 呵护心灵的窗户，从转动眼球开始

眼睛是我们的五官之一，为视觉器官，具有视物功能，故又称为"精明"。眼睛之所以具有视物功能，依赖肝血之濡养和肝气之疏泄。肝的经脉上连目系，《灵枢·经脉》说："肝足厥阴之脉……连目系……"目受血则能视，血气循着肝经上注于目，发挥视觉作用。《灵枢·脉度》说："肝气通于目，肝和则目能辨五色矣。"肝与目在生理病理上关系密切，临床上治疗目疾时多以治肝为主。《灵枢·大惑论》说："五脏六腑之精气，皆上注于目而为之精，精之窠为眼，骨之精为瞳子，筋之精为黑眼，血之精为络，其窠气之精为白眼，肌肉之精为约束，裹撷筋骨血气之精而与脉并为系，上属于脑，后出于项中。"后人又根据此发展成了"五轮"学说，为眼科疾病的辨证论治奠定了理论基础。血为目之本，目得血而视，通则明，不通则障。如今，电脑、电视、手机令我们长时间把眼睛固定在一个目标上，目不转睛，这样眼部的肌肉就更容易衰老，加速视力减退。

人的眼球本就应该经常转动，这样才能让眼部相关的肌肉保持健康活泼的状态。经常运动眼球，对改善视力、保持健康、缓解压力有一定的

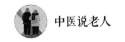

功效。

转动眼球有很多好处，可以增强眼部肌肉的运动，特别是眼外肌的收缩与舒张，可促进局部血循环，防止视疲劳；可以提高眼睛的灵敏度，提升反应力，提高记忆力，缓解精神压力；可以预防近视、散光、老花眼等眼部疾病。由于眼部血管丰富，穴位较多，经常转动眼球对眼部功能有一定的保护作用。平时要养成良好的用眼习惯，避免过度熬夜。

顺、逆时针转动眼球，我们可以这样做。双手拇指和食指相对，分别按压两侧的耳垂，同时转动眼球四个八拍。第一、二个八拍眼球沿逆时针方向转动，其转动顺序为上、左、下、右。第三、四个八拍眼球沿顺时针方向转动，其转动顺序为上、右、下、左。每拍转动一个方向。转动眼球时，要保持头部不动。

2. 眼睛的饮食养生

眼睛的养生保健，应该注意补充足够的营养，在饮食中加入一些营养眼睛的食物是最方便最有效的方法。素有"护眼之必需"之称的维生素 A，是预防眼干、视力衰退、夜盲症的重要营养素，以胡萝卜、红枣等食物中的含量为多。维生素 B 族是视神经的营养来源之一，维生素 B_1 不足，眼睛容易疲劳；维生素 B_2 不足，容易引起角膜炎。还可以多吃些芝麻、大豆、鲜奶、小麦胚芽等食物。枸杞子具有清肝明目的功效，它富含的胡萝卜素、钙、铁，以及维生素 A、B_1、B_2、C 等，是眼睛保持健康的必需营养。

此外，眼睛与肝关系密切，因此要注意保证充足的睡眠，"夜卧则血归于肝"，肝血充足，双目才能得血而视。

第六节　脸常搓，人精神

脸是我们的"形象工程"，好的面孔、好的精神风貌会给人留下好的印象。脸部的护理十分重要，不仅要注意清洁，防止藏污纳垢，对面部的养护其实也是在养生防病。例如，许多人都有过这样的感觉，疲劳时搓一搓脸，不仅面部舒服，精神也会为之一振。

1. "面子问题"很重要

中医学认为，面部与心的关系密切。心者，其华在面，心气的盛衰往往可以从面部的色泽表现出来。"有诸内，必形诸外"，内在脏腑之气的盛衰可显露于外在的相应部位。由于头面部的血脉极其丰富，全身血气皆上注于面，所以心的功能可以通过面部的色泽表现出来。《灵枢·邪气脏腑病形》说："十二经脉，三百六十五络，其血气皆上于面而走空窍。"心气旺盛，血脉充盈，则面部红润光泽，反之则会令面部晦暗无华。常搓面部可以通过促进面部气血的运行来调节内在脏腑的功能，对身体有诸多好处。

2. 经常搓脸好处多

我们在前面说过，气血灌注于面部，面神经也很丰富，所以人才能够通过面部表现出喜、怒、忧、思、悲、恐、惊等丰富的情感。面神经相对比较脆弱，易受外界因素的影响而导致神经炎等疾病，出现口角㖞斜、下睑外翻，甚至进食时漏汤漏饭等情况。因此面神经必须细心呵护，经常搓脸是一项很有效的保养措施。

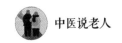

搓脸可以使面部血液循环加快，表情肌和面神经能够得到活动舒展和滋养，可以预防口眼㖞斜、眼睑外翻等，眼周血液循环加快后不仅可以缓解视力疲劳，也可以使视神经的活力增强，从而减缓眼睛的退行性病变。搓脸可以开放毛孔，使毛孔内的东西正常排出，防止面部出现痘痘、粉刺、黑头等，提高皮肤弹性。面部有足阳明胃经等经脉通过，经常搓脸有助于食物吸收并转化为营养物质输布全身，还可预防感冒。

有个朋友是脑血管病方面的专家，他从自己三十多岁的时候起就有用十指干洗脸的习惯，如今七十多岁了，整个人看起来跟五十多岁时差不多。搓脸的习惯可以温暖面部，预防皱纹，还可以醒脑提神，着实是个简单实用又实惠的好方法。

3. 搓脸有法更年轻

十指伸直，贴在自己的脸上，上下搓动，每天早晚各 100 次，一般不少于 5 分钟。搓脸时双手上抬，带动肩关节进行上下活动，这种双手上抬的活动是防治肩周炎的一种好方法，类似于行之有效的五指爬墙法。干性皮肤的人群在搓脸时手法不要太重，速度也不要过快，以免搓伤皮肤。搓脸力度的轻重依自己的感觉而定，可以适当稍重一些。速度一般以每秒 1 次为宜，搓完后会感觉脸上热烘烘的。

第七节 常搓脚心，赛吃人参

民间常说"富人吃药，穷人泡脚"，又说"富人吃人参，穷人搓脚心"。摩足是我国从古至今广为流传的一个养生好办法，尤其适用于老年人。摩足就是经常按摩足底部，宋代文学大家苏轼就把"擦脚"当作一个重要的健身法宝，数十年如一日，早晚摩足，从不间断，直到晚年仍精神抖擞，老而不衰。现在，越来越多的人注重养生，开始在临睡前以温水泡脚，或者加入不同功效的中药来泡脚，泡过脚后再按摩一下足底，能够感到浑身轻松，睡眠也会改善很多。

1. 摩足为什么能通经络、行气血

"人之衰老始于足，足血盈，则身心健"，可见足部的保健非常重要，与人的身心健康关系密切。经常摩足泡脚可以使人体气血充盈，延年益寿。摩足有理论基础，根据中医经络理论，人的脚底的涌泉穴是足少阴肾经的井穴，通足太阴脾经与足厥阴肝经。三条阴经又与其他经络相连，可沟通、平衡各脏腑，以达延年益寿之目的。因此，常摩足心有滋阴降火、强腰健肾、益精补髓的功效。现代研究也证明，搓摩足心可促进血液循环，刺激足部神经末梢，帮助尿酸排出，祛病延年，特别适用于老年人。

2. 按摩涌泉好处多

摩足很重要的一个步骤就是按脚心处的涌泉穴。涌泉穴位于足底前部的凹陷处，在第 2、3 趾缝纹头端与足跟连线的前 1/3 处，简单来讲就是钩

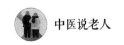

起脚趾后脚底的凹陷处就是了。《黄帝内经》说"肾出于涌泉，涌泉者，足心也"，这句话提示我们，刺激涌泉穴，身体里的肾经之气就会像源泉之水一样，涌出灌溉周身四肢各处。所以，涌泉穴在养生、防病、治病、保健等各个方面的作用都非常重要。

（1）降压

患有高血压等心血管疾病的人群常常会出现头晕等症状，每天坚持按摩涌泉穴，能够帮助控制血压，有效缓解高血压引起的相关症状。

（2）缓解疲劳

用手指点按涌泉穴，每只脚坚持按摩三五分钟，可明显减轻身体的疲劳感。

（3）美容驻颜

坚持按摩涌泉穴能够起到舒筋活络的作用，还能够促进人体的血液循环，促进体内毒素的排出，能够有效预防色斑等的形成，让人驻颜有术。

（4）养肾

涌泉穴是足少阴肾经的首穴，按摩涌泉穴可以使肾经之气涌出并灌溉全身，进而起到补肾强身的作用。

（5）增强免疫力

经常按摩涌泉穴能够改善血液循环，改善人体的新陈代谢，增强人体免疫力。

（6）泻火

按摩涌泉穴具有泻火的功效，因上火而起口腔溃疡的人群可以按摩涌泉穴，对促进溃疡愈合有一定的帮助作用。

（7）缓解寒证

有些老年人有手脚冰凉、畏寒怕冷、小腹寒凉等症状，按摩涌泉穴，能够帮助排湿排寒，缓解相关症状。

3. 摩足的方法

摩足之前先要泡脚，注意泡脚时水的温度不能过高也不能过低，以温水为宜，因为水温过高容易诱发各种心脑血管疾病，过低的话容易寒从足底生。许多老年人觉得泡脚的时间越长越好，其实这是一种错误的观点，泡脚过久会导致下肢血流量增加，使心脏负荷过重，从而出现心慌、大汗等不适，因此泡脚的时间不宜过长，一般十五分钟左右即可。泡完脚后，坐在与小腿差不多等高的椅子或床上，身体自然放松。抬起左腿，将小腿放在右侧大腿上，脚心朝外，左手扶着左脚踝，用右手掌搓左脚心120下，然后换右侧即可。

一个朋友从小就有手脚冰凉的毛病，小时候家庭条件不好，冬天手上经常冻出血口子，脚也经常会冻肿。长大后身体好了一些，虽然手脚没有再冻伤，但是四肢冰凉的毛病一直没有得到根治。后来，朋友每天都会熬500毫升姜汁，倒入足浴桶后泡脚，搓涌泉，一个月后就感觉身体暖和了很多，手脚也不发凉了。

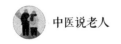

第八节　腹常摩，真舒服

摩腹是一种简单易行的老年人自我保健方法。著名的长寿老人药王孙思邈、诗人陆游等都有摩腹养生的习惯。随着年龄的增长，老年人大多脾胃虚弱，气血不足，摩腹可以调节胃肠道的蠕动功能，有健脾胃、厚五脏、通大便、助睡眠的功效。俗话说得好："饭后百步走，活到九十九。"很多人在散步的时候会自觉或者不自觉地揉揉肚子，感觉非常舒服。食物进入口腔后，消化系统的运动与分泌功能将食物不断向下推移，不断地进行消化、吸收。不被吸收的残渣进入大肠，形成粪便排至体外。若肠胃蠕动能力不足，粪便在大肠内停留时间过久，水分被过多吸收，就会造成便秘。而腹部的自我按摩可促进胃肠蠕动、疏通经络，防止这种情况的发生。

1. 经常摩腹好处多

腹部为人体的重要部位，有肝、胆、脾、胰、肾、胃、小肠、大肠等器官。尤其是脾胃，两脏腑互为表里，升清降浊，主运化水谷精微并将其输布全身各处，可以说是人体气血的生产工厂，"脾胃为气血生化之源"就是这个道理。经常按揉腹部可通和上下，分理阴阳，充实五脏，祛除内外之邪。西医学认为，揉腹可明显增加大小肠的蠕动次数，从而加强对食物的消化、吸收，促进排泄，防止和消除便秘。揉腹还能刺激末梢神经，使腹壁毛细血管畅通，促进脂肪消耗，减少腹部脂肪堆积。另外，腹部为胃经、脾经等多条经络循行之处，因此按揉腹部可以强健脾气，有助于祛除痰湿，对痰湿中阻型高血压有很好的疗效。

2. 按揉腹部讲方法

中医学认为，按摩的方向不同，产生的效果也不同。实证应该沿顺时针方向按摩；虚证应该沿逆时针方向按摩。例如，有舌苔发黄、较厚，口臭，便秘等表现者，应顺时针按摩腹部，顺着大便排出的走向，通过按摩刺激肠道蠕动，促使粪便到达直肠部，刺激肠壁上的神经感受细胞，信号传入大脑后产生便意。反之，如果舌质淡，舌苔较薄，容易腹泻，那么就要逆时针按摩腹部，这种手法逆着大便排泄的方向按揉，起到补的作用，阻止腹泻。如无明显不适症状，日常的养生保健可采用平补平泻的手法，即沿逆时针和顺时针各按揉相同次数。

运腹的方法：睡觉时将双手搓热，相叠于上腹部，以剑突下为起始，沿顺时针方向经神阙穴（肚脐）、丹田附近又回到开始点，一圈为一下，如此共轻轻揉摩 100 下。随着按摩次数的增加，可能会出现打嗝、肠鸣、排气等反应，一般情况下这些是刺激胃肠后的良好反馈结果。应该注意的是，空腹和饱食后不要按摩，以免引起不良反应，适得其反。

对于很多工作较忙或喜爱散步的人来说，边散步边摩腹是不错的选择，这是因为散步本身可以刺激足底，促进全身血液循环，从而带动胃肠蠕动，再辅之以摩腹，可以更好地起到养护脾胃之效果。腹部按摩不需要特殊的场地，亦没有太高的技术含量，也无须选择大块时间进行，只要持之以恒，就会取得不错的保健效果。

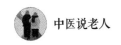

第九节　肢常伸，更舒畅

"生命在于运动"，这句话想必大家都已耳熟能详了。现在我们的生活水平越来越高，科技也发展得越来越好，人们使用电子设备的频率越来越高，户外活动也越来越少，很多人会选择宅在家里，三餐都通过外卖解决。饮食营养过剩，再加上不运动，各种富贵病多发，如糖尿病、肥胖症等。古语有云："流水不腐，户枢不蠹。"水流动起来才不会臭，门经常开合才不会生虫子坏掉，人只有多运动才能保持良好的状态，保持身体健康。

1. 肢常伸，强健身体

肢常伸，指的就是经常伸展四肢，让身体活动起来，是一种非常简单的保健方法。古代的导引术，比如八段锦、五禽戏等，就是很好的伸展肢体的方法，现在人们经常做的广播体操、跳的广场舞也能起到很好的运动伸展效果。运动可以使肌肉有充分的血液供应，获得更多的氧气和营养物质，使肌肉强壮有力，伸缩能力增强，身体变得更加健壮。经常运动还可以使神经系统反应更灵敏、更协调，使人的精力变得更充沛。四肢经常进行伸展运动，能促进全身的血液循环，增强代谢，使各系统的功能提高，特别是可以使循环系统和呼吸系统的功能得到很大的改善，有效地预防多种疾病。

2. 中医聊聊肢常伸与肝

伸展四肢可以舒展筋骨。中医学中"筋"属五体，包括西医学所称的肌腱、韧带、筋膜等。筋，主束骨而利关节，协助运动，所以我们日常伸展四肢时可以使筋骨得以舒展。《素问·阴阳应象大论》中所说："东方生风，风生木，木生酸，酸生肝，肝生筋，筋生心，肝主目。"筋与肝、胆、爪、目等共同构成肝系统，各部分休戚相关，所以筋骨舒展，相应地肝气亦条达舒畅。肝喜条达而恶抑郁，筋为肝所主，平常多运动，伸展筋骨，对于肝脏的保健非常有益。

3. 让我们一起来做伸展运动

舒展筋骨的运动很多，对于老年人来说可以选择运动量适宜、安全性较高的运动。饭后散散步，在散步的过程中伸伸腰、拍拍手，既放松了心情，又舒展了筋骨。可以学习一两种球类运动，比如乒乓球、羽毛球等，这些小球类运动不像篮球、排球等大球类运动一般属群体性运动，有较强的对抗性，但它们同样可以把全身各个关节都调动起来，增强四肢的协调能力，增强人的反应力和灵敏度，特别适合老年人来练习。还有在老年人群中非常流行的太极拳，静中有动，动中有静，经常练习可以调节身心，养生防病，强身健体。

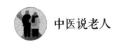

第十节　肛常提，防气下陷

中医学认为，气是生命的本源，所以有"天地合气，万物自生""得气则生，失气则亡"之说。对人体来说，生命的维系需要依靠气的运动。气属阳，主动，主温煦，主向上。步入老年后，脏腑功能衰退，经络不畅，容易出现中气亏虚下陷。老年人中气不足，可以常提肛，具有很好的效果。

1. 为什么要强调常提肛

提肛是一种传统中医保健方法，在古代被称为"回春术"，有枯木逢春之意。许多疾病的发生与中气下陷有关，而提肛可以提高肛门和尿道括约肌的收缩能力，升提中气，助脾气运化，促进肠道对营养物质的吸收。中气下陷最容易导致的就是脱肛。中气下陷，下元不固，二阴失约，谷气流失，元气必亏。人之后天源于水谷精微，提肛的动作可引气上行，升提胃气，调畅气机，促进人体精微的输布运化。

常提肛可以有效缓解消化系统的诸多症状。大便的排出要靠肛门括约肌的收缩来完成，括约肌通常情况下是处于收缩状态的，这个时候大便不会排出。当有便意的时候，神经下达指令，括约肌舒张，大便排出。直肠和肛门所处的位置，静脉血回流容易受阻。西医学认为，提肛通过使肛门周围的肌肉及软组织进行一张一弛的运动来改善局部的血液循环，增强肛门括约肌等提肛肌肉群的功能，从而可以预防及治疗因为相关肌肉群松弛而引起的疾病。常提肛能防治痔疮、前列腺增生、大便失禁和女性压力性尿失禁、阴道松弛、子宫脱垂等疾病。

这个看似简单的小动作如能长期坚持，对养生保健大有裨益。

2. 提肛的正确方法

提肛时可采用卧式，也可采用坐式、站式，可随时随地进行。具体方法是：全身放松，将臀部和大腿并拢（除了提肛肌群，腹部、大腿、臀部均不需要用力），做深呼吸。吸气时，持续提收肛门5秒；呼气时，肛门放松5秒。一提一松为一回，如此重复15回，每天2～3次。此法练习时需要注意，肛门局部感染、痔疮急性发炎、肛周脓肿等患者暂不宜练习。

当然，常进行提肛练习的同时还要养成良好的排便习惯。不要在如厕时看手机、读杂志等，不可久坐不起，不可强忍（按时排便），不可强挣（谨防用力过猛），尤其是平素患有心血管疾病的患者，更应注意大便润下，顺势排便，以防心脑血管意外的发生。若大便干结难行，可先按摩腹部，刺激肠蠕动和肠液分泌，以通利大便。

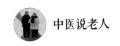

第十一节　腰常护，养护先天之本

经常见到一些老年人痛苦地捶打腰部，人到老年确实要注意护腰。中医学讲，肾为先天之本，而腰为肾之府，腰不好常常与肾有关。老年人感到腰膝酸软、头晕耳鸣、失眠乏力等，多是肾虚的表现。

中医学讲，肾藏精，主生长发育和生殖，人的生老病死的整个生命过程都与肾密切相关。肾在窍为耳及二阴，尿液的生成及排泄依赖于肾气的蒸化和固摄作用。耳的听觉功能灵敏与否，与肾精、肾气的盛衰密切相关。总的来说，老年人要加强对肾的保养，进行腰部按摩和腰部活动是非常常用的方式，可以舒筋通络，促进腰部气血循环，消除腰肌疲劳，缓解腰肌痉挛与腰部疼痛，使腰部活动灵活，健壮有力。

1. 补肾强腰穴位多

为什么要给大家推荐这么多补肾的穴位呢？因为肾对于一个人来讲太重要了，而下面这些穴位除了补肾以外，还有各自独特的功效，对于老年朋友来讲可以常按。

（1）揉命门穴

位置：命门穴在腰部第 2 腰椎棘突下凹陷中，与肚脐，也就是神阙穴相对。

操作：右手或左手握拳，以食指掌指关节突起部，也就是拳尖放在命门穴上，先沿顺时针方向压揉 9 次，再沿逆时针方向压揉 9 次，如此重复操作四轮次。

功效：每天按揉此穴，具有温肾阳、利腰脊等作用。

（2）揉肾俞穴

位置：肾俞穴在腰部第 2 腰椎棘突下旁开 1.5 寸处，与命门穴相平。从命门穴向外两横指处即是。

操作：两手握拳，将食指掌指关节突起部放在两侧肾俞穴上，先沿顺时针方向压揉 9 次，再沿逆时针方向压揉 9 次，如此连做 36 次。

功效：每天按揉此穴，具有滋阴壮阳、补肾健腰等作用。

（3）揉腰阳关穴

位置：腰阳关穴在腰部第 4 腰椎棘突下的凹陷中。

操作：左手或右手握拳，将食指掌指关节突起部置于腰阳关穴上，先沿顺时针方向压揉 9 次，再沿逆时针方向压揉 9 次，反复做 36 次。

功效：督脉主一身之阳气，本穴为阳气通过之关。每天按揉此穴，具有疏通阳气、强腰膝、益下元等作用。

（4）揉腰眼穴

位置：腰眼穴在腰部第 4 腰椎棘突下旁开约 3.5 寸处，与腰阳关穴相平。

操作：两手握拳，将食指掌指关节突起部放在两侧腰眼穴上，先沿顺时针方向压揉 9 次，再沿逆时针方向压揉 9 次，连做 36 次。

功效：每天按揉此穴，具有活血通络、健腰益肾等作用。

（5）拿委中穴

位置：委中穴在膝关节后面腘窝横纹正中处。

操作：拇指放在委中穴对应的膝盖处，以食指指腹提拿钩拨委中穴，称为拿委中，1 分钟左右即可。

功效：《针灸大成》说"腰背委中求"，每天拿揉此穴，具有舒筋活络、解痉止痛等作用。

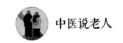

2. 护腰动起来

（1）腰部旋转

两手相互摩擦至温热，以两手叉腰，拇指在前，其余四指按在两则肾俞穴处。先沿顺时针方向旋转腰臀部 9 次，再沿逆时针方向旋转腰臀部 9 次，连做 36 次。锻炼的时候腰部尽量放松。

每天活动腰臀部，具有舒筋活血、滑利关节、强健腰肌等作用。

（2）捶腰骶

两手四指握拇指成拳，以拳背部有节奏地叩击腰部脊柱两侧到骶部，左右皆叩击 36 次。

（3）擦腰

两手搓热，以两手掌面紧贴腰部脊柱两旁，直线往返摩擦腰部两侧，一上一下为 1 遍，连做 108 ～ 180 遍。擦腰的时候可以想象腰部的热感越来越强而达整个腰部。

每天摩擦腰部，具有行气活血、温经散寒、壮腰益肾等作用。

第十二节　练左撇，既增乐趣又强身

大多数人惯用右手来工作生活，比如写字、扫地、切菜、提东西等，看到惯用左手的人时常常会在心里想为什么自己的左手就不行呢。

1. 惯用左手好处多

（1）动作敏捷

惯用左手的人常常动作敏捷，很多运动健将都是惯用左手的，比如乒乓球运动员王楠、郭跃，羽毛球运动员林丹、傅海峰等。

（2）右脑发达

惯用右手的人群左脑是比较发达的，当然了，惯用左手的人群相对右脑要发达一些。右脑发达的人群相对来讲在某些方面会更加擅长，如对非语言的形象思维和直觉比较强、空间想象力强等。

（3）记忆力好

惯用左手的人群记忆力相对更好，能够更容易地记住一些零碎的形象等。

2. 锻炼左手这样做

对于老年朋友来讲，随着年龄的增长，记忆力等会逐渐衰退，思维模式也会趋于固定，不愿意接受新鲜事物，因此闲来无事时，不妨有意识地锻炼一下自己的左手来增强右脑的功能。

锻炼的方法很简单，只要老年人将自己的喜好尝试改用左手进行即可。

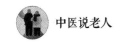

例如，有的老年人喜欢书法，可以改用左手练一练；有的老年人喜欢盘文玩核桃，可以尝试用左手盘一盘；在使用电脑时，可以换成左手来操控鼠标；平时吃饭的时候，可以尝试用左手拿筷子。

老来乐嘛，通过锻炼左手来开发右脑，享受乐趣的同时还能对健脑、预防脑部疾病有所帮助，何乐而不为。

第四章
心情好延年益寿

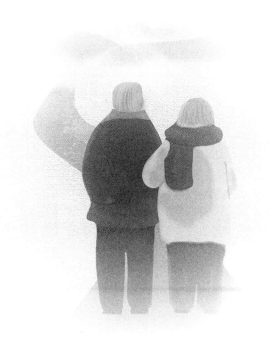

第一节 别让大怒伤了肝

"笑一笑，十年少"这句话大家并不陌生，但是生活中烦杂的事情太多了，很难做到对待每一件事情都能一笑了之。人非圣贤，每个人都会有控制不住自己的情绪而生气的时候。当然，喜怒哀乐都是人最基本的情感变化，但是不可过度，我们应该学会去调整自己的情绪状态，适当疏解，如果一遇到事情就发怒，长此以往，不仅影响自己的心情，还会影响身体健康，得不偿失。

1. 大怒会伤肝

中医学认为，怒为肝之志，这种情志上的反应是和肝息息相关、互为影响的。中医学认为"怒则气上"，指的是过度愤怒会使得肝气上逆，横逆犯脾，影响到脾胃的运化，所以才会有气得吃不下饭的情况；肝气上犯至胸部会影响到肺的正常呼吸，所以才会有气得喘不过气来的情况；上犯到面部，会有气得面红耳赤、眼睛通红的情况；上犯到神窍，会有气得头痛、发怒、大脑一片空白的情况。"气为血之帅，血为气之母"，气血是相依的，是互为根本的。气行则血行，气逆则血逆。血随着气向上走，会有气得口吐鲜血，甚至昏倒不省人事的情况。中医基础理论认为肝主疏泄，主藏血。"小怒"使人气血不和，经络阻塞，脏腑功能失调而致病；"大怒"就会导致肝的功能失常，出现气血逆乱的情况，甚则危及生命。

经常发怒生气会导致肝郁，进而逐步发展，导致相关疾病的出现。中医学有"百病皆生于气"的说法。一位患者患有甲状腺结节、乳腺结节、

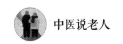

子宫肌瘤，医生一问，果然这位患者在日常生活中经常生闷气。甲状腺结节、乳腺结节、其他部位的结节或肿瘤等，很多都与"气"有一定的关系。大怒会严重影响肝脏功能，是养生非常忌讳的情绪。患有肝炎、肝硬化、肝癌等疾病的患者，平时更需要注意调控自己的情绪。另外，人在发怒时情绪激动会引起心跳加快、血压升高，还容易诱发胃溃疡、冠心病等疾病的发生和发展，甚至诱发脑出血等。所以，不要把生气当作小事，诸多疾病的发生都与它有关。

2. 肝郁"变奏五部曲"

肝气的疏泄功能是调畅全身气机，推动血液和津液正常运行的必要条件。肝脏的疏泄功能正常，会使人心情舒畅，开朗乐观，身心健康。而若肝气疏泄不及，则肝气郁结，最终会导致人体出现一系列病理变化。肝郁的变化发展通常有以下五个步骤。

（1）肝气郁结

情志不调，怒气郁结，肝气不疏，郁结于内，就是肝气郁结。

（2）横逆犯脾

从五脏与五行的关系上讲，肝属木，脾属土，木克土，因此肝的问题往往会影响到脾。心情不好的时候总没有胃口，这就是肝气犯脾，肝木克脾土。脾是后天之本，脾的运化能力失常，就会出现没有胃口、消化不良等情况。

（3）痰浊内生

脾的运化功能失常后，体内的水湿聚集，久而化为痰浊，而且很难清除。

（4）痰气互结

痰与气相互"勾结"，循着经络在体内到处流窜。

（5）出现结节、肿瘤

肝气郁结在甲状腺，就是甲状腺结节；郁结在子宫，就会形成子宫肌瘤；停在乳腺，就会导致乳腺增生；郁结在胃里，严重的会变成胃部肿瘤；郁结在肝里，可能会变成肝肿瘤。

3. 疏肝常用方及常用疗法

逍遥散是一首临床常用的中药方剂，有疏肝解郁、养血健脾的功效，需在医生的指导下使用。

太冲穴是足厥阴肝经上的一个重要穴位，位于足背侧，第1、2跖骨结合部之前的凹陷处。太冲穴也被人们形象地称为"消气穴"，揉太冲穴，或者用拇指用力按压太冲穴，可以起到疏通肝经、缓解烦怒的作用。

总的来说，愤怒百害而无一利。老年人要学会处理情绪，不为小事烦恼，快快乐乐地生活。

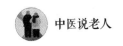

第二节 大喜过头会伤心

有位老人过八十大寿，面对儿孙宾客接踵而至，老人十分兴奋，与宾客总有说不完的话，晚上回去后与儿孙们仍是笑声不断、谈兴极浓，可正当他说得高兴时，突然从沙发上"缩"了下去，儿女们急忙打电话叫来救护车将老人送往医院，检查结果显示老人患的是急性心肌梗死，幸好抢救及时，没有大碍。

《说岳飞传》中有"气死金兀术，笑死牛皋"的故事，讲的是金兀术被牛皋打倒在地，吃了败仗，气上心头突然死去，而牛皋高兴过度，一阵大笑后，也死去了。

可见，"大喜伤心""乐极生悲"的确是不容忽视的事实。

《黄帝内经》说："暴怒伤阴，暴喜伤阳。厥气上行，满脉去形。"这里的"满脉去形"，即是情志先伤阴阳，后伤形体的结果。喜可使气血流通、肌肉放松，易于帮助疲劳的身体恢复，生活中也有"笑一笑，十年少"的说法。但是，《黄帝内经》说"喜伤心"，说起来在七种情绪里面喜是一种好的情绪，为什么会伤心呢？这是因为这里的喜指的是大喜，大喜过望就会影响到我们的心，损伤心气。

《黄帝内经》言"喜则气缓"，"缓"是"涣"的意思，就像水一下子涣散开来一样，大喜之后这个气就散了，从而产生喜笑不休、心悸、失眠等症，严重的甚至会令人发疯。《儒林外史》里面有一个故事"范进中举"，范进考举人屡考屡败，已五十多岁却仍未考取，最后一次在他自己都不抱任何希望的时候，却突然接到通知自己考中举人了，他大喜过望，但让人没想到的是范进大喜之后就疯了。为什么疯了呢？就是因为大喜的情绪伤到心了。心藏神，主神明，是管思维意识、神志活动的。正常的喜乐可使心情愉快、心气舒畅，但是如果狂喜极乐就会使心气弛缓、精神涣散，那么人的神志自然就会出现异常。

因此，微笑、眉开眼笑、有节制的笑，是有利于身心健康的笑。如果狂笑、捧腹大笑，情绪过于激动，容易引起全身血管收缩，使呼吸、心跳加快，血压升高，导致心脑血管供血严重不足，极易造成心脑血管疾病急性发作，甚至会引发猝死。凡事过犹不及，在"大喜"面前，还需有大智慧，以免伤了心！

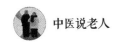

第三节　为了身体不要太过悲伤

　　前面我们已经为大家讲过，大怒伤肝，大喜伤心。儒家提倡中庸，中医学也认为人的情绪变化应控制在一个正常的范围内，如果超出了这个范围就会出问题。任何事情都要有一个合理的度。

　　大悲则伤肺。悲、忧是人们对某些不顺意、不愉快的事情产生的一种担心、忧郁、愁闷的情志反应。在现实生活中，当人处在事与愿违的境况，正常活动受到阻碍，成功的希望遭遇挫折，心中的欲望未能满足时，令人烦恼的忧愁、悲伤情绪便会接踵而来。一般来说，悲、忧作为一种情志活动，是人体对外界事物的一种正常应答反应，不会对身体构成危害。暂时而轻度的忧伤有助于让人们对所遭遇的挫折进行重新认识，有助于人们在思想上获得提高，对身心健康有一定益处，但过度悲伤则会起到相反的作用。例如，学生为某一次考试成绩不理想而感到伤心，这个时候适度的伤心、压力有助于激励自己在接下来的学习中加倍努力，争取取得优异的成绩，但是如果过度悲伤的话会让自己对学习失去信心，甚至一蹶不振。

　　每个人都有七情六欲、喜怒哀乐，这是正常的表现。如果一个人在亲人突然重病、离世时一点忧伤也没有，或者在国家处于危难之际却一点忧国忧民的情绪都没有，那才是不正常的。但是，当一个人的忧愁悲伤太过，或者持续时间过长，超过了人体自身所能调节的限度和承受的负荷，在思想上又不能主动或被动地转移这种不良情绪，这时这种忧愁悲伤的情绪就会成为一种致病因素，对人体构成危害，严重者甚至危及生命。我国古典名著《红楼梦》里的林黛玉，性情孤僻，多愁善感，常常暗自哭泣流泪，最后就因过度忧伤而故。

中医学认为，肺的主要功能是主气。这里的气有两个概念：一是肺主呼吸之气，即吸入大自然中的空气，呼出人体内的废气；二是肺主全身之气，即肺将吸入的新鲜空气供应给全身各个脏腑，从而使脏腑功能活动充沛有力。当肺为悲哀的情绪所伤，就会出现呼吸之气与全身之气两个方面的变化。例如，当一个人因悲伤而哭泣不停时，呼吸往往会加快。我们常说小孩子会哭得上气不接下气，就是因为悲伤的情绪伤肺，肺气损伤后需要吸入更多的空气进行补充，因此表现为呼吸加快，也就是摄气过程的加快。我们还常常会见到，一个人悲伤哭泣过久以后，全身像面条一般瘫软，旁边人拉都拉不起来，这就是全身之气都因为肺气损伤而出现了虚损。从症状来看，悲伤肺的主要表现是气短、咳嗽、有痰或无痰、全身乏力、怕冷等，也就是肺气虚。这就是大悲伤肺的整个过程原理。

人到老年，难免会遇到悲伤忧愁之事，子女工作不理想、亲朋好友突然逝去等，都会影响到心情。因此，老年人一定要努力让自己"不以物喜，不以己悲"，面对生活中的困难不过度悲伤，积极进行自我调整，让自己幸福快乐地生活。

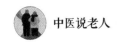

第四节　大恐伤到先天肾

　　恐惧也是一种常见的情绪状态。人们在遇到危险的事情或者受到惊吓后都会感到恐惧，轻则心中惊恐，心跳、呼吸加快，惴惴不安，重则全身战栗，二便失禁。一般情况下，人们出现恐惧情绪的情况相对于其他几种情绪来说要少一些，只有在一些特定的情况下才会出现，比如一个人走夜路，或者被突然发生的事情吓到等。过度恐惧会给身体健康带来很大的危害，因此要及时调整自己的情绪。

　　一个朋友退休后喜冲冲地买了一辆房车，想和妻子一起周游天下。不料刚开了一星期，突然遭遇了车祸，不过人没什么大碍。本以为事情就这样过去了，可他发现自己开车时总会想到车祸发生的情景，腿会不受控制地发抖。无奈之下，只好搁置了旅游的计划。

　　中医学认为恐为肾之志，长期恐惧或突然意外惊恐，皆能导致肾气受损，影响肾脏功能的正常发挥。所谓恐伤肾，就是这个意思。肾主藏精，精为生命之源。肾在窍为耳及二阴，比如小便的正常排泄就要靠肾气推动与膀胱的气化和固摄作用来实现。过于恐惧，则肾气不固，气陷于下，可出现二便失禁、遗精、肢冷等症，也就是《素问·举痛论》里说的"恐则气下"。老百姓常说遇到事情被"吓得屁滚尿流"，也是同样的意思。恐惧伤肾，精气不能上奉，则心肺失其濡养，水火升降不交，可见胸满腹胀、心神不安、夜里不能安然入睡等症状，就像《灵枢·本神》里说的那样，"肾气虚则厥，实则胀，五脏不安"。"肾足少阴之脉……气不足则善恐""血……不足则恐"等记载，都揭示了肾精气亏虚可导致多种病变。

实际上，很多时候恐惧与我们自己的内心有关，是可以进行化解的。有句话说，我们唯一恐惧的就是恐惧本身，意思就是这种感到害怕的情绪恰恰是我们最不想体验的，因为恐惧给我们带来了强烈的印象，让我们对这种恐惧的体验产生了恐惧，也就是说，我们不想经历恐惧，我们害怕恐惧这种情绪，所以这是一个恶性循环，越恐惧这种恐惧情绪，就越会恐惧。如果总是害怕，总是逃避，恐惧就会永远伴随着我们，因此要努力学会战胜恐惧。

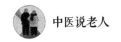

第五节　过度思虑会伤脾

古语有云"学而不思则罔，思而不学则殆"，说明了学习与思考之间的关系，也说明了思考的重要性。思考是创新的源泉，思考可以碰撞出智慧的火花，思考促进了人类社会的进步。但是万事万物皆有限度，我们提倡适度思考，但拒绝过度思虑。

《灵枢·本神》说"因志而存变谓之思"，《素问·举痛论》言"思则气结"。中医学认为，脾在志为思，思伤脾。思虑过多的人经常感觉寝食难安，原因之一就是思伤脾，导致脾胃虚弱，没有胃口。爱人之间思虑太过时人们常说是得了"相思病"，也是同理。一个人如果心里想的事情过多就会茶饭不思，影响到脾胃。

思虑过度，会使神经系统功能失调，消化液分泌减少，出现纳呆食少、面容憔悴、气短、神疲力乏、郁闷不舒等多种情况。人们正常的思考是建立在脾气旺盛、气血生化之源充足的基础上的，正常的思考不会对人体产生不良影响。但是，如果人们面对某一问题思虑时间过长，百思不得其解，这个时候思虑就超过了人体所能承受的程度，"思"就变成了一种致病因素，会对人体造成伤害，从而引起各种疾病。思虑太过会影响脾气的正常运行，导致气滞或气结，使脾运化升清的功能失司，出现不思饮食、脘腹胀满、头晕目眩等各种不适症状。

思虑过度不仅会影响人的食欲，时间长了还会耗伤人体的气血，甚至危及人的生命。《三国演义》中的军师诸葛亮，一生足智多谋，运筹帷幄之中，决胜于千里之外，最终却也因思虑过度而亡，留下了"出师未捷身先死，长使英雄泪满襟"的千古遗憾。在日常生活中，老年人因思致病的情况经常可以遇到。有人担心自己的身体健康，有人担心家人的工作学习，渐渐地这种思虑变得难以克制，进而出现焦虑、失眠、烦躁不安，甚至诱发或加重已有疾病。

因此，老年人要学会思考，善于思考，更重要的是不要让思考绑架了自己。

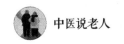

第六节　难得糊涂

人生在世，难得糊涂。难得糊涂是一种处世态度，是一种平静的心态。人到老年，经历过的事情太多太多了，在面对许多事情的时候不能像年轻时那样莽撞了，要学会糊涂一点，不能事事较真，如果事事太在意的话就会放不下。难得糊涂能够让人超脱一点，生活得轻松一点。"聪明难，糊涂难，由聪明而转入糊涂更难。放一着，退一步，当下心安，非图后来福报也。"

难得糊涂是一种修养。据说美国"石油大王"洛克菲勒待人难得糊涂，不喜与人计较，与同事关系非常融洽。有一次，他的合伙人贝特福在南美经营的一笔生意失败了，使公司损失了 100 万美元，贝特福很内疚，不知如何解释，不安地等待着洛克菲勒的批评。

一天下午，贝特福在路上走着，发现洛克菲勒和别人在后面边走边交谈，贝特福害怕面对洛克菲勒，于是加快脚步向前走去，他实在不想与洛克菲勒详说南美生意失败的情况。可是洛克菲勒在后边叫住了贝特福，在他的肩膀上真诚地拍了拍，说道："好极了，贝特福，我们刚才听人说了你在南美的事。"贝特福心里非常紧张，以为洛克菲勒要责备他，于是马上说："那实在是一笔很大的损失，我们只保全了 60％的投资。"

谁知洛克菲勒并没有提及贝特福的失误，反而是惊讶地说道："这是说的哪里话？你犯了什么错？全靠你处理有方，我们才保住了这么多投资。能做得这么好，已经出乎我们的预料了，我们都很感激你呢。"寥寥数语使贝特福放下了心理包袱，也获得了他的感激和忠诚。后来，二人成了最要好的朋友。

　　难得糊涂是面对大是大非不糊涂，对小恩小怨不执着、不计较，这是对世事的一种洞明深察。人际交往中如若秉持糊涂的心态待人，凡事给人留有余地而不斤斤计较，多一些体谅与理解，就会多一些宽容与友好，如此自然能妥善地处理好人际关系，于人于己皆有益处。

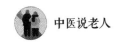

第七节　莫生气

人到老年，什么最重要？身体健康、家庭和谐、儿孙满堂，都是幸福的事。相对来说，老年人的社会关系比较简单，经常遇到、需要处理的大多是家庭矛盾。在一个家庭中，小冲突、小摩擦在所难免，懂得换位思考，能够帮助我们拥有更加幸福的生活。

老年人要让自己的生活充实起来，这样可以让自己的心情愉快，平常与家人的相处也会更加和谐。对于老年人来说，在阳光下散散步，打打太极拳，和老朋友们一起下下棋、聊聊天，都是很好的让自己充实起来的方法。多接触新事物是处理与孩子之间的代沟问题的方法之一，多学习，热爱生活，遇事自然更容易做到心平气和。有了矛盾，多理解，多沟通，学会调节自己的情绪，毕竟气大伤身，身体最重要！

遇事莫生气，一首打油诗送给大家！

世界万物千般好，唯有快乐最重要。

心字头上一把刀，忍下心头少不了。

太极下棋两不误，只要充实就很好。

一时生气伤身体，沟通理解是妙招。

老年生活图个啥，长命百岁神仙好。

第八节　知足常乐

知足常乐，自得其乐，助人为乐，开心快乐。知足常乐，首先是要有一个好心态，这种知足的心态并不是指止步不前没有上进心，而是卸下欲望的枷锁，感悟幸福快乐的真谛。知足是一种知止常止的人生态度，心若知足，一切烦恼自会迎刃而解。只有学会知足，才会经常感到快乐满足，常安常乐。

1. 知足常乐，活在当下

知足常乐，是不为昨天的失意而懊悔，不为今天的失落而烦恼，不为明天的得失而忧愁，淡泊名利，顺其自然，随遇而安。就像《明日歌》里写的那样："明日复明日，明日何其多，我生待明日，万事成蹉跎。世人若被明日累，春去秋来老将至。"我们可以把明日看作镜中花、水中月，可以憧憬，但不能沉迷。就像《今日诗》中唱的那样："今日复今日，今日何其少！今日又不为，此事何时了？人生百年几今日，今日不为真可惜！若言姑待明朝至，明朝又有明朝事。为君聊赋今日诗，努力请从今日始。"努力从现在开始，怀一份坦然，给心一些释然，向前走，做好今日事，体会今日份的满足快乐。

2. 知足的真谛是什么

知足，不是停止进步，不是放弃理想，而是没有太多的欲望和私心，能看淡利益好处。

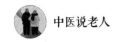

知足，是对生活的一种态度，也是一种成熟的表现。

知足，是做个善良的人，不算计别人。

知足，是放下不值得的事，不斤斤计较。

知足，是手里有一颗糖，就不会盯着别人手中的那一颗。

知足，是爱财但不贪财，靠自己的双手赚取，不会去霸占，不会不择手段，不会将他人之物占为己有。

知足，是不羡慕比自己幸福的人，不嫉妒比自己优秀的人，对自己拥有的一切心怀感恩，无比珍惜。

陶渊明从来没有停止过对他心目中的美好社会的追求，在《桃花源记》中就有这样的描述："土地平旷，屋舍俨然，有良田美池桑竹之属。阡陌交通，鸡犬相闻。其中往来种作，男女衣着，悉如外人。黄发垂髫，并怡然自乐。"如此美丽的景色和如此和谐的社会，无不体现了陶渊明对自己理想的不懈追求。这是陶渊明知足常乐，精神富足的体现。

古希腊哲学家苏格拉底曾和几个朋友一起住在一间只有七八平方米的房子里，但他却总是乐呵呵的。有人问他："和那么多人挤在一起，连转个身都困难，有什么可高兴的？"苏格拉底说："和朋友们在一起，随时都可以交流思想，交流感情，难道不是值得高兴的事情吗？"过了一段时间，朋友们先后搬了出去。屋子里只剩下苏格拉底一个人，但他仍然很快乐。那人又问："现在的你，一个人孤孤单单的，还有什么好高兴的？"苏格拉底又说："我有很多书啊，一本书就是一位老师，和这么多老师在一起，我时时刻刻都可以向他们请教，这怎会不令人高兴呢？"

再说有一位老人，每天都不快乐，总在门口唉声叹气，十分苦恼。下雨天会哭泣，天晴了也会哭泣。路人感到很奇怪，于是上前去询问原因。老人说，她有两个女儿，大女儿是卖雨伞的，二女儿是卖鞋的。下雨的话二女儿的鞋子就卖不出去了，所以哭泣；天晴的话大女儿的雨伞肯定不好卖，所以也哭泣。就这样，老人没有一天不感到伤心。路人告诉她，下雨的话大女儿的雨伞就卖得多，二女儿就可以休息了；天气好了，二女儿的鞋子就好卖了，大女儿也有空休息了，难道不应该高兴吗？老人听了以后，果然开心了起来。人生在世，知足最好，不然岂不是只剩忧愁？

人生有太多转折，太多意想不到，不知道明天会是怎样的，活在当下，享受现在的人生才能拥有快乐的生活，要学会适当地放松自己，学会不贪婪、不奢求，学会随遇而安，知足常乐。知足常乐不是甘于平庸，更不是自甘堕落，而是追求不平凡的自己，在属于自己的天地里发光。

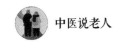

第九节　顺其自然

人们常说要顺其自然，这是有一定道理的，但是说起来容易做起来难啊。尤其是在我们生活中，每一件事总会有因有果，总会有它一定的发展规律。顺其自然，不以物喜，不以己悲，保持一种乐观的生活态度，人生就会开阔很多。

1. 顺其自然，无为而治

顺其自然有的时候也是成功的必经之路。汉代初期，因为刚刚经历了战争，社会千疮百孔，民不聊生，百废待兴。当政者体恤民间疾苦，采用"无为而治"的治国之策，与民休养，过了几年社会经济等各项事业都恢复发展，老百姓的生活水平也提高了。这里的无为而治、顺其自然并不是简单的放任不管，而是让事物在自然的状态下有规律地发展。

2. 人到老年，顺其自然

"人老不以筋骨为能"。我们常说少年有骨气，青年有勇气，中年有担当，老年有豁达。人的一生都在奋斗，为成绩、为工作、为家庭，老年便是收获的年华。所以说人到老年顺其自然是常态，是奋斗过后的愉悦和享受。

3. 顺其自然，意外之喜

世界建筑大师格罗培斯设计的迪斯尼乐园经过两年的精心施工，马上就要对外开放了，然而各景点之间的路径该怎样设计还没有具体的方案。施工部门一直在催促，此时格罗培斯正在法国参加庆典，虽然设计过许多知名的建筑，然而这个路径设计却让他大伤脑筋。庆典一结束，格罗培斯就让司机驾车带他去了地中海海滨，他想在回国前把方案定下来。他们来到法国著名的葡萄产区，一路上看到许多园主在招手吆喝，然而很少有车停下来。当车子拐入一个山谷后，格罗培斯发现这里停着许多车，原来是有一个无人看管的葡萄园，只要在路旁的箱子里投入5法郎就可以摘一篮子葡萄上路。

这是一位老太太的葡萄园，她因年纪渐长而想出了这个办法。在这绵延百里的葡萄产区，总是她的葡萄最先卖完。她这种给人自由、任其选择的做法让格罗培斯深受启发，他下车向箱子里投入了5法郎，摘了一篮葡萄，就上车让司机调转车头，立即返回了住地。回到住地后，他马上给施工部拍了封电报：撒上草种，提前开放。没多久，小草就出来了，整个乐园的空地被绿草所覆盖。在迪斯尼乐园提前开放的半年里，草地上被踩出了很多小道，这些踩出来的小道有宽有窄，幽雅自然。第二年，格罗培斯让人按这些踩出的痕迹铺设人行道。后来，迪斯尼乐园的这个路径设计被评为世界最佳设计。

路径设计的故事告诉我们，每个人都会遇到各种挫折和困难，都有无所适从的时候，与其胡乱地做个决定，不如选择顺其自然，或许能够豁然开朗，出现更佳的选择。顺其自然绝不等于"随便"，而是一种铺满了个人思考和努力的随性态度。

生活中我们会遇到很多事，有些是强求不来的，不必太在意，如果处处与生活较真，就会变得焦虑不安。人生充满了得与失，珍惜已经拥有的东西，把握刚刚得到的东西，努力争取自己想要的东西，不强求不属于自己的东西。顺其自然，随遇而安。

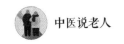

第十节　随遇而安

《菜根谭》里有这样一句话：万事随缘，随遇而安。随遇而安是一种人生态度，指的是人无论在顺境还是逆境都能够从容地去面对，不会因为外界事物的变化而影响自己的内心，能很好地去适应改变，寻找自己的契合点。

随遇而安并不是盲目跟随，不是人云亦云，而是顺其自然，不强求；不是随随便便，游戏人生，而是把握机遇，不悲观，不刻板，不慌乱，不忘形；不是得过且过，因循苟且，而是尽人事，听天命。人不是因为幸运而努力，而是因为努力才幸运。

俗话说"不如意之事十有八九"，在变化莫测的环境中，每个人的一生都不可能永远风平浪静。人到老年，常常会发现许多事情无法被自己所左右，随遇而安是能使我们不觉其拂逆而使心态放松的办法。

传说在很久以前，有一个寺院，里面住着一老一小两位和尚。

有一天，老和尚给了小和尚一些花种，让他种在院子里。小和尚拿着花种正往院子里走，突然被门槛绊了一下，摔了一跤，手中的花种落了满地。这时老和尚在屋中说道"随遇"。小和尚连忙要去打扫，可等他把扫帚拿来正要扫的时候，突然刮起了一阵大风，把掉在地上的花种吹得满院都是，老和尚这个时候又说道"随缘"。因为自己的不小心把事情耽搁了，小和尚很是自责，连忙努力地去扫院子里的花种，怎料这时又下起了瓢泼大雨，小和尚连忙跑回了屋内，哭着说自己没有把花种播撒好，然而老和尚微笑着说道"随安"。冬去春来，一天清晨，小和尚突然发现院子里开满了各种各样的鲜花，他蹦蹦跳跳地向老和尚报喜，老和尚笑着说道"随喜"。

《道德经》言："祸兮，福之所倚；福兮，祸之所伏。"做好自己，相信更好的永远在路上，糟糕也是生活给予的礼遇，在努力的路上定会遇见更好的自己。

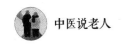

第十一节　儿孙自有儿孙福

很多老人经常说的一句话就是"儿孙自有儿孙福"，这句话的意思就是儿孙有自己的福气，老人不必过于担忧。"莫为儿孙做马牛"，父母不能像老黄牛一样，勤勤恳恳地为儿女服务一辈子，要学会放手，让孩子自己在社会中历练成长。

很多父母对自己的孩子捧在手里怕坏了，含在嘴里怕化了，这是不可取的。父母在孩子不能独立生活的时候要给予帮助，但是在孩子能够独立生活后就要学会放手，不要包揽孩子的一切事务，让孩子学会经营自己的生活，否则孩子"啃老"、变成"巨婴"，这不论对孩子还是对父母来说都是不好的。要给予孩子发展空间，要认识到孩子有属于自己的路要走，无论好坏，自己的经历都是人生中的一笔重要的财富。

第五章
赶走小病安享晚年

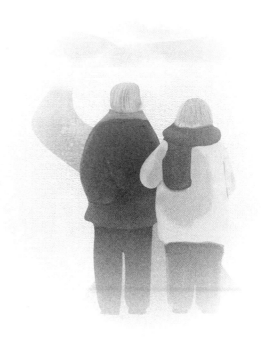

第一节　老祖宗留下的治疗口腔溃疡的经典方法

　　口腔溃疡属于中医学"口疮"范畴，是发生在口腔黏膜上的浅表性溃疡，虽然不是特别严重的口腔疾病，但是患上了也是疼痛难忍、寝食难安，尤其是在吃了热的、冷的，或者稍微有点辛辣刺激的食物后，痛感更是会立刻加剧。中医学认为，反复发作的口腔溃疡多数是由于正气虚弱、阴阳失衡导致虚火上炎所致。

　　中医学有一个治疗反复发作的口腔溃疡的小妙招——吴茱萸外敷脚心。拿一点吴茱萸，捣碎，用醋调成糊状，晚上睡觉前用一个长、宽各约3厘米的胶布敷贴于脚心处的涌泉穴上，第二天起床时去掉，敷上两三天，症状就可明显减轻。一般情况下，连续敷一周左右，口腔溃疡就能够痊愈。吴茱萸具有温中、散寒、下气、开郁的功效。我们的脚心的位置就是涌泉穴，有从阴引阳、引火归原的作用。吴茱萸虽然性热，但入肝、肾等经，能引热下行。用吴茱萸敷贴涌泉穴，能更好地使药物渗透到经络，到达阴阳失调的病所，调动身体的正气，提高免疫力，从而达到治疗反复发作的口腔溃疡的目的。

　　治疗口腔溃疡，还有一个很好找、很方便按压的穴位——合谷穴。合谷穴的位置在前面的章节中已进行了介绍，通俗地讲，就是在我们常说的虎口处。合谷穴是大肠经的原穴，能够镇静止痛、通经活络、清热解表，所以它在治疗咽喉肿痛、齿痛面肿等病症方面效果非常好。

　　需要特别提醒大家的是，口腔溃疡也不全是因为上火引起的，需要认真进行辨证分析。如果确实是上火引起的，可以喝苦瓜豆腐汤、莲藕汤等，

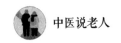

有清热生津、清胃降火之功效，而且所含的维生素具有促进溃疡面修复的功效。但总的来说还是要养成良好的生活习惯，平时注意起居规律，坚持锻炼以提高免疫力，多吃果蔬补充维生素，少食刺激性强或太烫的食物。

第二节　感冒不求人

感冒是再常见不过的一种疾病了，一个人的一生中，大大小小都要经历数十次甚至百余次感冒。感冒的时候会出现鼻塞、流涕、头晕、浑身无力等症状，整个人的状态都不好了。常见的感冒一般可分为两大类，即风寒感冒和风热感冒，下面为大家讲一讲这两种主要类型的感冒的鉴别和治疗。

1. 要分清风寒感冒和风热感冒

风寒感冒是风寒之邪外袭、肺气失宣所致，通俗来讲就是我们常说的着凉感冒，即外感风寒引起肺卫功能失调而出现的一系列不适症状。风寒感冒最常见的表现是流清鼻涕，恶寒无汗，发烧，咳白痰，舌苔薄白。中医学把风寒感冒叫作风寒表证，治疗方法是解表散寒。

风热感冒是风热之邪犯表、肺气失和所致。它的症状表现为发热重，微恶风，头胀痛，有汗，咽喉红肿疼痛，咳嗽，痰黏或黄，鼻塞流黄涕，口渴喜饮，舌尖边红，苔薄白微黄。风热感冒多见于夏秋季节。中医学认为，风热感冒是感受风热之邪所致的表证。

2. 得了风寒感冒，鼻涕由清变黄是快好了吗？

鼻涕由清变黄代表感冒快好了，这种说法是根据疾病的发展时段来说的，并不是根据疾病的严重程度来说的。风寒感冒患者的鼻涕一般是由清变黄，再由黄变清，最后消失的。

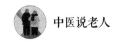

但是，鼻涕由清变黄并不一定就提示病情好转了，有时候反而是病情更加严重了的表现。刚开始患上感冒的时候，人们流出的鼻涕大多是清鼻涕，这主要是身体对外部环境或者感冒病毒做出的一种刺激性反应，如果清鼻涕转变成黄鼻涕，可能提示身体内部出现了炎症或已入里化热。如果黄鼻涕比较黏稠，甚至伴有脓臭味，则提示可能出现了鼻炎、鼻窦炎。

3. 得了感冒怎么办？

大多数感冒是由病毒感染引起的，是自限性疾病。不同于流感，目前还没有针对普通感冒的特异性抗病毒药物。现在的感冒药一般是对症的药物，用于缓解主要的症状，所以如果感冒的症状没有影响到我们正常的生活、饮食等，就不一定需要立刻服用感冒药。得了感冒后除了多喝水、多休息以外，一般不需要特殊的治疗。如果出现鼻塞、鼻涕过多可以进行鼻腔内盐水冲洗。

但是，如果感冒发展为高烧，要及时退烧。可以用冷水浸湿毛巾后稍挤压使其不滴水，折好置于前额，每 3～5 分钟更换一次。发热时呼吸加快，出汗会使人体丧失大量水分，所以这个时候应该补充充足的水分，增加尿量，促进体内毒素的排出。需要注意的是，如果高热持续不退，应尽快到医院就诊。

4. 感冒小验方

（1）风寒感冒小验方

材料：葱白 1 根，生姜 3 片，红糖适量。

做法：将葱白、生姜放于锅中，加水适量，加入红糖，水开后煮五分钟即成。

功效：祛风散寒。喝下后注意保暖，汗出之后，风寒即解。

（2）风热感冒小验方

材料：萝卜、甘蔗各 500 克，金银花（双花）10 克，竹叶 5 克，白糖50 克。

做法：将萝卜、甘蔗洗净切块，与金银花、竹叶一同入锅，水煎取汁，加入白糖，代茶饮用。每日 1 剂。

功效：消积化热，润燥止痛。用于治疗风热感冒之发热、咽喉肿痛者。

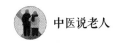 中医说老人

第三节　寒咳热咳有妙招

咳嗽是一种临床常见病，无论是大人还是小孩，都容易在换季时感受风邪而咳。咳嗽本来是人们的一种清除异物的正常生理活动，但如果感受外邪或者脏腑虚弱，咳嗽就会加重，这时候就变成了一种病理状态，疾病就产生了。一说起咳嗽，大家首先就会想到与肺有关，其实并不完全是这样的，中医学讲"五脏六腑皆令人咳，非独肺也"，指出了五脏六腑与咳嗽之间的关系。咳嗽的分类有很多，临床上常将外邪所致的咳嗽分为寒咳、热咳两类。

1. 热咳与寒咳有什么区别

热咳由感受外热或肺内有热引起，主要表现有痰稠黄，鼻涕呈黄色，喉咙疼痛，身热有汗，鼻热如火，舌淡苔白等。治宜清热化痰，祛风止咳。

寒咳一年四季均常见，因受寒而起，主要表现有痰稀白，鼻涕清，头痛发热，怕冷，无汗，舌苔薄白，脉多浮。治宜祛风散寒，宣肺止咳。

怕冷、发热不出汗是寒性咳嗽的重要特征，而热性咳嗽常常可见发热汗出。寒性咳嗽痰稀色白，不同于风热咳嗽的痰黄黏稠。另外，寒性咳嗽多见舌头颜色浅淡、苔白腻而润，不同于热性咳嗽的舌红、苔黄而燥。

2. 热咳食疗小妙招

（1）盐蒸橙子

材料：橙子1个，食盐适量。

做法：把橙子洗干净后放在盐水中浸泡 20 分钟，以去除橙子皮上可能残留的农药及果蜡等；从橙子顶部的 1/5 处切开，形成盅，在露出的果肉上撒少许食盐，再用筷子戳几个孔，便于食盐渗入。将切下的橙子盖回后，竖着放进碗里，碗里不放水，把碗放入锅中，待水沸后再蒸 10 ～ 15 分钟即可。蒸好的橙子趁热吃，碗里的清汤也可以全部喝掉。

功效：润肺止咳，健胃消食。对风热感冒咳嗽有痰者起辅助治疗作用。

（2）罗汉果绿茶

材料：罗汉果 20 克，绿茶 2 克。

做法：罗汉果加水 300 毫升，煮沸 5 分钟后加入绿茶即可。每日 1 剂，一般分 3 ～ 5 次饮服，7 日为 1 个疗程。

功效：止咳化痰。适用于风热咳嗽不止者及百日咳。

（3）雪梨百合冰糖饮

材料：雪梨 100 克，百合 10 克，冰糖 10 克。

做法：将雪梨洗净，去核，切成小块，百合洗净，将雪梨块和百合放入锅中，加入适量的水，先以大火煮开，再加入冰糖，以小火慢炖，至百合熟透即可食用。

功效：雪梨味甘，性寒，具有生津润燥、清热化痰之功效；百合同样性寒，入心、肺经，具有宁心安神、润肺止咳的功效，以百合搭配雪梨煮汤饮用，止咳效果倍增，配上清痰去火的冰糖，三管齐下，增强药效的同时可使食疗法更加清甜爽口，非常适用于风热咳嗽的辅助治疗。

3. 寒咳食疗小妙招

（1）萝卜蜂蜜饮

材料：白萝卜 5 片，生姜 3 片，大枣 3 枚，蜂蜜 30 克。

做法：将白萝卜片、生姜片、大枣加水适量煮沸约 30 分钟，去渣，加蜂蜜，再煮沸即可。温热服下。每日 1 ～ 2 次。

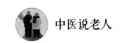

功效：本饮可起到除寒宣肺、祛风止咳的作用。适用于伤风咳嗽，以风寒感冒咳嗽为宜。白萝卜味辛、甘，性凉，有清热生津、凉血止血、化痰止咳等作用。生姜是散风寒、止呕下气的常用药，大枣多作和胃养血及调和药物使用，蜂蜜润燥止咳。

（2）生姜蜂蜜饮

材料：生姜 30 ~ 50 克，蜂蜜适量。

做法：先将生姜洗净捣烂取汁为 1 份，再取蜂蜜 4 份，即为一日成人量。按上述比例混匀于碗中，再置锅内隔水蒸热约 10 分钟即可。一般早晚 2 次分服，3 日为 1 个疗程。

功效：散寒止咳。适用于实寒或虚寒咳嗽，咽喉发痒甚者。无论新久之咳，均可应用。

第四节　关节疼痛者的"中药护膝"

关节炎是老年人常见的一种慢性疾病。民间常说"年纪大，机器坏"，人的身体也像机器一样，时间长了，零部件就会渐渐出现问题。

1. 中药外敷护关节

（1）中药护膝——保卫你的膝关节

关节退行性病变容易引起关节酸痛、活动不利等症状。秋冬季节气候多变，天气寒冷，老年人的关节问题会更加严重。中药护膝对缓解膝关节不适很有帮助，特别是对寒湿邪气所致的膝关节疼痛有不错的疗效。老年人大多肝肾亏虚，气血不足，风寒湿邪侵袭时会造成气血痹阻不通，筋脉关节失于濡养而出现关节酸痛、麻木、屈伸不利等症状。因此，中药护膝包选用的药材以具有温经散寒、祛湿行痹功效者为主。例如，可用干姜30克、肉桂15克、吴茱萸15克、花椒45克、丁香15克研磨成粉，混合后放入棉布袋中，使用前先用微波炉稍微加热一下，然后将药包敷在膝关节附近滚揉，以膝关节感到微微发热为宜，最后将中药护膝固定在膝关节上。中药包经过加热后，药力可借助热力传导到膝关节局部，起到行气活血、散寒止痛的作用。中药护膝所用的中药包可连续使用数天，当加热后中药气味较淡时，可以更换药包里的中药。需要注意的是，此药包对体质虚寒、膝关节冷痛的患者适用，如果膝关节红肿热痛则应该避免使用。

（2）中药外敷对抗类风湿关节炎

取鲜生姜、鲜葱白，按1：3比例配用，混合捣烂如泥，微微加热敷于

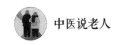

患处，每 48 小时更换 1 次，可缓解类风湿关节炎引起的不适症状。

2. 中药内服护关节

（1）羊骨木瓜酒

材料：羊骨（油炙酥）10 克，木瓜 9 克，白术根 30 克，桑枝 12 克，五加皮 3 克，当归 3 克，天麻 3 克，川牛膝 3 克，红花 3 克，川芎 3 克，秦艽 2 克，防风 2 克，冰糖（捣碎）100 克，50 度左右白酒 1000 毫升。

做法：将以上药物同浸酒，密封浸泡 3 ～ 4 个月后即可服用。每日 1 ～ 2 次，每次服 10 ～ 20 毫升。

功效：温经除痹，强筋健骨。

需要注意的是，药酒的饮用必须在专业医生的指导下进行。

（2）薏仁山药猪肚汤

材料：薏苡仁、山药、猪肚、砂仁、新鲜山药适量。

做法：先将猪肚洗净，再把薏苡仁、砂仁、新鲜山药块纳入猪肚中，加水，用麻绳把猪肚口扎紧放入锅内，加适量水煎煮，熟后将猪肚、山药块取出，去药渣，吃猪肚、山药，饮汤。

功效：祛风除湿，增强食欲。

（3）核桃葱姜茶

材料：核桃仁、葱白、生姜各 25 克，茶叶 15 克。

做法：将前三药共捣烂，同茶叶一起放砂锅中，加水一碗半，煎沸，去渣，一次服下，卧被避风取汗，每日一剂。

功效：核桃有补肾益精的作用，葱味辛辣，可温阳散寒、通络祛瘀。生姜是辛温解表药，可散寒解表。常喝此茶可补肾、温阳、祛寒。

第五节　肩周炎的祛寒通痹法

肩周炎是肩关节周围炎的简称，是老年人非常常见的一种疾病，以肩关节周围疼痛、活动障碍等为主要表现。一般我们又把它称为"漏肩风""冻结肩""五十肩"等。

肩周炎对老年朋友的正常生活有很大的影响，我们平时拿东西、走路都要用到肩关节。肩周炎多是由外伤、慢性劳损或感受风寒湿邪导致的。常言道"肩周炎不治也能好，运动锻炼不可少"，也说明了坚持锻炼、注意保暖对缓解肩周炎症状的重要性，进行有针对性的康复锻炼是十分必要的。下面介绍一些对老年朋友很实用的锻炼方法，需要注意的是肩周炎的锻炼需在专业医生的指导下进行。

（1）摇肩

身体自然站立，双脚分开与肩同宽，使身体能够站稳。健侧手叉在腰间撑稳腰。患侧手微微握拳，肘部向外伸直，尽可能地向上、向后摇肩20～30下，从而达到刺激肩背部区域的目的。如果站立不稳，也可以一手扶着椅背等稳固的物体。

（2）反扯

坐站均可，患侧上肢内旋，向后抬高，健侧手拉住患侧手腕，向健侧牵拉20～30下。

（3）拱手

双手合拢，十指交叉相握。肘部伸直，以健侧上肢用力带动患肢向上举10～20下。

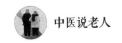

（4）爬墙

取站立姿势，面对墙壁，用患侧手指沿墙壁徐徐向上，爬至最大限度。需要注意的是，每次做 10 下左右即可。另外，不可用力将患侧手指重压在墙上，以免引起软组织撕裂损伤。

（5）外旋

背靠墙站立，双手握拳，屈肘，做外展外旋动作，尽量使拳背碰到墙壁，每次做 10 下。

（6）牵拉

患侧手抓住稍高于自身的固定物，比如单双杠等，做稍下蹲动作，用自身身体重量牵拉，使上臂逐渐伸直，做 3 ~ 5 遍即可。

第六节　几个暖胃养胃方

现在的人们饮食没有规律，对生冷、油腻等食物也没有忌口，消化总是不好。对于脾胃虚寒的老年人来说，外来的生冷刺激对身体的危害就更严重了。中医学认为，胃喜温恶寒，喜润恶燥。下面为大家介绍几个简单的暖胃养胃方。

（1）桂枣山药汤

材料：红枣5枚，新鲜山药100克，桂圆肉10枚。

做法：将红枣泡软，山药去皮、切丁后，一同放入清水中烧开，煮至熟软，放入桂圆肉及白糖调味即成。

功效：健脾益胃，养心安神。

（2）胡椒猪肚汤

材料：猪肚1个，白胡椒30～50粒，料酒等适量。

做法：先将猪肚洗净，把猪肚切块放入装有清水的锅内，再加入白胡椒，煲2个小时左右，再加入食盐、料酒、味精调味即可出锅食用。

功效：猪肚健脾胃、补虚损，白胡椒温中散寒。此汤对脾胃虚寒引起的胃寒、胃痛等有一定功效。

（3）鹌鹑健脾汤

材料：鹌鹑2只，瘦肉250克，党参15克，山药50克。

做法：将鹌鹑除去内脏洗净，山药切成小段，其余各料也分别洗净后共置锅内，加水煲2小时后加入盐等调味料，食肉饮汤。

功效：鹌鹑补中益气、健脾开胃，党参健脾养胃、养血生津，山药补

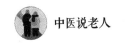

脾、肺、肾三脏。此汤味道鲜美，兼有健脾养胃之效。

我曾拜访一位退休的大学教授，席间发现他几乎不吃凉菜，原来是在退休前时而吃大鱼大肉，时而随便将就，吃饭没规律，后来发现不能沾一点生冷的东西。他还说了个例子："有天晚上孙孙吃冰激凌，非要给我挖一小勺。孙孙给的，不能不吃吧？吃了一口，没一会儿就腹泻了。"

老教授这是脾胃出了问题。人们都说，"老胃病"要三分治，七分养。脾胃是后天之本，脾主肌肉四肢，越养脾胃人的吸收越好，身体就越结实，越健康，越不容易生病。

第六章
常吃"野菜"多长寿

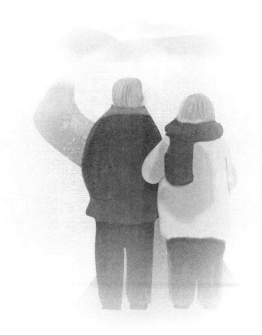

第一节 热毒克星——蒲公英

在荒野田地里或在路边，经常会看到大片大片的蒲公英。春夏季节是它的花期，种子上有白色冠毛结成的绒球，花开后随风飘到新的地方孕育生命，所以在有些地区，大家称它作"布谷英"。到了生长旺盛的季节，人们还会采摘它用来做菜，其实这种常见的"野草"也是一味常用的中药。

1. 蒲公英的功效

中医学认为，蒲公英性寒，味苦、甘，是一种清热解毒、消肿散结的良药。《本草纲目》记载，蒲公英主治"妇人乳痈水肿，煮汁饮及封之，立消""解食毒，散滞气，化热毒，消恶肿、结核、疔肿"。蒲公英有很多功效，是一种很好的药食两用中药。

（1）解热毒

《本草正义》记载，蒲公英"其性清凉，治一切疔疮、痈疡、红肿热毒诸证，可服可敷，颇有应验，而治乳痈乳疔、红肿坚块，尤为捷效。鲜者捣汁温服，干者煎服，一味亦可治之，而煎药方中亦必不可缺此"，可见蒲公英对于治疗热毒证之目赤肿痛等疾病有较好的疗效，还可清肝热。蒲公英中的菊糖、葡萄糖等成分能显著增强体内抗毒功能。

（2）改善尿道炎

夏季是尿道炎、尿路感染的高发期，泡上一杯蒲公英水，可以很好地改善相关症状，这主要是因为蒲公英含广谱抗菌消炎成分，蒲公英的叶子中含有的某些物质对伤寒杆菌及金黄色葡萄球菌具有一定的抑制作用。蒲

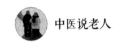

公英还含有丰富的维生素 A、维生素 C，以及矿物质钾、钙等，有很好的利尿作用，对前列腺炎导致的小便短痛也有很好的效果。由于蒲公英具有利尿的功效，所以在部分地区，它还有个别名叫"尿床草"。

（3）治疗老胃病

古代医书中有蒲公英治胃病的记载，《医林纂要探源》载蒲公英可补脾和胃、泄火。蒲公英为治疗胃痛之佳品，食滞化热、脾胃湿热、肝郁化火及胃火炽盛等所致的胃脘痛、胀满、呕吐吞酸等皆可应用。

（4）保肝

蒲公英入肝经，可排肝毒。另外蒲公英可拮抗内毒素所致的肝细胞溶酶体和线粒体的损伤，解除抗生素作用后释放的内毒素导致的毒性作用，故可保肝，且能增强肝脏再生能力。

2. 蒲公英食疗方

蒲公英含有蛋白质、脂肪、碳水化合物、无机盐及维生素等，有很高的营养价值，可生吃、炒食、做汤等，是药食兼用的中药。煮汤熬粥时为了减少蒲公英的苦味，可将其洗净后在开水或盐水中煮 5 ～ 8 分钟，然后泡在水中数小时，这样可将苦味浸出，然后冲洗干净，再煮汤或熬粥即可。

下面为大家介绍一些简单的蒲公英食疗方，在享受美味的同时，又能够防治疾病。

（1）蒲公英茶

材料：蒲公英 6 克。

做法：把蒲公英晒干后，取蒲公英 6 克捏碎，加水 100 毫升，泡 5 分钟后代茶饮即可。

功效：清热解毒。可用于热毒引起的牙龈肿痛。

（2）色拉拌蒲公英

材料：蒲公英 200 克，色拉酱 15 克。

做法：把蒲公英洗净以后用色拉酱拌均匀，直接食用即可。细品之下，会发现它有一种独特的类似于苦菊的香味。

功效：清热解毒。

（3）蒜蓉蒲公英

材料：蒲公英500克，蒜蓉、麻油等各适量。

做法：将蒲公英去杂洗净，入沸水锅焯一下，捞出放凉水中洗净，挤干水分，切碎放盘内，撒入蒜茸、麻油、精盐、味精，拌匀即成。

功效：大蒜具有广谱抗菌灭菌和消炎作用，有很强的抗病毒能力，与蒲公英共用，效果更佳。

（4）蒲公英绿豆汤

材料：蒲公英100克，绿豆50克。

做法：将蒲公英去杂洗净，放汤锅内，加入适量水煎煮，煎好后取滤液，弃去渣，将滤液再倒入汤锅内，放入绿豆，煮至熟烂，最后加入白糖拌匀即成。

功效：此汤由蒲公英与绿豆相配而成，具有清热解毒、利尿消肿的功效。

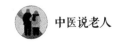

第二节　凉血降压神器——槐花

　　槐花常植于屋边、路边，我国各地普遍可进行栽培，其中主要分布在北方，以黄土高原和华北平原为多，一般在每年 4 ～ 5 月开花，花期一般为 10 ～ 15 天。每年的 4 ～ 5 月，槐花盛开，一串串洁白的花朵缀满树枝，空气中弥漫着淡淡的素雅的清香，沁人心脾。槐花不仅好看、好闻，还有很高的药用价值。

1. 槐花的功效

　　一位因痔疮便血的老年男性，痔疮病史已有三十余年，因为还没有达到手术指征，于是没有进行特别的治疗，后来根据医生的建议经常用槐花泡水喝，坚持一段时间后痔疮没有再犯；还有一位患者在体检时偶然发现血压比正常值高了 10mm/Hg 左右，平时偶尔有头晕、心烦的表现，在医生的建议下坚持用槐花泡水代茶饮，后来经过规律监测血压没有再发现异常。

　　这两个病例中，一个是痔疮便血，一个是高血压头晕，看似丝毫不相关的疾病，为什么在应用了槐花后都会有效果？其实，这是槐花能够清血热的缘故。

　　槐花味苦，性微寒，具有凉血止血、清肝泻火的功效。根据《本草求真》记载，槐花可治疗"大小便血""舌衄"等。槐花对吐血、尿血、便血、风热目赤、高血压、高脂血症、颈部淋巴结结核、动脉硬化、糖尿病、视网膜炎、银屑病等有显著疗效。其中，槐花最大的好处是有清热凉血泻肝火的功效，所以在降血压、预防中风、缓解痔疮引起的疼痛和出血等方面有一定的效果。

现代人的饮食口味偏重，调味时经常会放很多辣椒，这样的饮食习惯必然会增加人们患痔疮的概率。得过痔疮的人大多有体会，这种疾病很容易陷入一种恶性循环，反复发作。而痔疮出血十有八九是血热妄行导致的，而槐花具有很好的凉血功效，血凉了，自然也就不外出了。现代药理学研究也表明，槐花中含有大量鞣质，对止血有较好的作用。

现代药理学研究发现，槐花有扩张冠状动脉、降血压、降血脂等作用，槐花中的芦丁和三萜皂苷等成分具有增强毛细血管韧性、防止冠状动脉硬化、降血压、改善心脏血液循环、扩张冠状动脉、增加冠状动脉血流量的功效，因而常服槐花制剂可以防治高血压、高脂血症、脑血管疾病等。患有高血压、心脏病的患者可以在医生的指导下应用槐花，但不可自行停用正在服用的药物，以防出现血压的大幅度波动，甚至危及生命。

2. 槐花食疗方

（1）炒槐花

材料：槐花 500 克，面粉 250 克，葱、姜等适量。

做法：用清水把槐花洗干净，沥出多余的水分，放入盆中，倒入面粉，搅拌均匀；在上锅蒸之前，在笼屉上放一块纱布，再倒入槐花，在槐花堆中用筷子扎几个出气孔，上火蒸 10 分钟；出笼将槐花倒在盆里散开，待凉后入炒锅，加切好的葱、姜丝后翻炒，最后加入适量盐即可出锅。

功效：降压降脂。

（2）腌槐花酱

材料：槐花 200 克，柠檬 1 个。

做法：将洗净的槐花放在通风处晾干，加白糖搅拌后静置一天；柠檬榨汁备用；将槐花倒进锅中加热，倒入柠檬汁，小火翻炒，炒干后出锅，晾凉，密封后放入冰箱保存即成。可以当作果脯食用，也可以冲茶热饮。

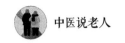

功效：降压降脂。

（3）槐花炒鸡蛋

材料：鲜槐花300克，鸡蛋5个，葱适量。

做法：锅中加水放盐，烧开后放入槐花，稍烫后倒出，用凉水冲净后挤干备用；把鸡蛋打入碗中，加入适量盐调味、糖提鲜、麻油增香润滑，将蛋打散备用；坐锅入油，油可稍多，这样炒出的鸡蛋更嫩滑，将蛋炒至结块盛出备用；再次坐锅入油，油热时倒入葱花，放入槐花快炒，加入适量糖提鲜、少许鸡精增味，炒匀后放入鸡蛋翻匀，最后淋少许麻油增香增亮后即可出锅食用。

功效：降压降脂。

第三节　降压明目抗肿瘤——荠菜

荠菜的分布十分广泛，世界多地均可见。荠菜古称"护生草"，民谚云："三月三，荠菜当灵丹。"初春采其嫩苗作野菜食用，清香可口。可别小看了这种野菜，它的营养价值非常高。

1.荠菜的功效

荠菜历来是药食同源的佳蔬，荠菜性平，味甘，具有和脾、利水、止血、明目的功效。《名医别录》记载荠菜"主利肝气，和中"，《本草纲目》记载荠菜可"明目，益胃"。常吃荠菜可利肝气、明目，对脾气暴躁的人群、高血压患者有一定的好处。此外，荠菜能唤起人的食欲，消积化食。

（1）降血压

荠菜中含有胆碱、芸香苷、黄酮素等，这些成分都具有很好的降血压的作用。

（2）抗肿瘤

当前，医学对许多肿瘤疾病仍然缺乏很好的治疗办法，所以从改变生活习惯的角度来预防肿瘤就成了防治肿瘤疾病的关键一步。荠菜中含有富马酸，这类成分是抗癌药物常含的成分之一，并且荠菜中含有的维生素A和维生素C具有强抗氧化性，还具有抗癌活性，因此荠菜是理想的防癌保健食品，老年人在平时的饮食中可以适当增加荠菜的食用。

（3）明目

很多人上了年纪后感觉自己"老眼昏花"，视力大不如前。荠菜中含有

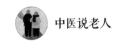

大量的胡萝卜素,这种成分是维生素 A 的合成原料,维生素 A 能促进视紫红质的合成,对眼睛的光感有很重要的作用,尤其对暗适应能力有增强作用,因此食用荠菜有明目的功效,还可预防夜盲症。

2. 荠菜食疗方

荠菜的食用方法很多,可拌,可炒,还可用来做馅,做汤,对于老年人来说都是不错的选择。常与荠菜搭配的食物有很多,其中豆腐是比较常用的一种。豆腐为高植物蛋白食品,含有丰富的氨基酸,具有清热、利水、补中益气的作用,搭配可清热解毒、止血、降压的荠菜,清热利水、降压的功效提高,常作为高血压、高脂血症、冠心病等病患的保健食谱。

(1)荠菜豆腐汤

材料:荠菜 75 克,嫩豆腐 200 克,水发香菇 25 克,竹笋 25 克,水面筋 50 克,胡萝卜 25 克,豌豆淀粉 5 克,姜等适量。

做法:嫩豆腐切成小丁,水发香菇切小丁;胡萝卜洗净,入开水氽熟后切成小丁;荠菜洗净,去杂,切成细碎状;竹笋煮熟切成小丁,面筋也切成小丁;姜切成末备用;炒锅下食用油,烧至七成热,加豆腐丁、香菇丁、胡萝卜丁、熟笋丁、面筋丁、荠菜碎、姜末,再加入鸡汤、精盐、味精等调味,加水烧开后,用水淀粉 10 克(豌豆淀粉 5 克加水)勾芡,出锅前淋上香油,一锅香喷喷的荠菜豆腐汤就做好了。

(2)荠菜饺子

材料:猪肉 500 克,荠菜 300 克,香菜 50 克,豆腐干 100 克,鸡蛋 3 个,面粉 500 克,葱、姜、蒜等适量。

做法:盆中放面粉,加水揉成面团,上盖饧 20 分钟以上;荠菜洗净,煮锅加水烧开,放入荠菜烫一下后捞出,用冷水冲洗,挤掉水分后剁碎;将豆腐干、葱、姜、蒜、香菜等洗净切碎;猪肉洗净切成肉丁,再剁成肉糜，放入鸡蛋、葱、姜、料酒、陈醋、老抽、五香粉、胡椒粉、白糖、麻油后沿一个方向搅拌，然后加入荠菜、豆腐干、适量盐、植物油搅拌均匀；面和馅准备好后，接下来擀饺子皮、包饺子就可以了。

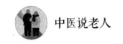

第四节 祛一祛多年的老风湿——香椿

中医学认为，湿是重浊有质之邪，是实邪。体内如果湿邪比较重的话，人会有明显的沉重感，身上好像压着个重物一般，头重身困，又好像双臂、双腿上绑着沙袋一样，四肢沉重，酸楚无力。湿邪困体，特别难以祛除，就好像狗皮膏药粘在身上一样，甩都甩不掉。

湿邪从哪里来呢？一方面是"外湿犯体"，比如在多雨时节、潮湿的环境中，人会感觉到浑身湿困不舒服。另一方面是"湿邪内生"，主要与脾虚有关，脾为气血生化之源，主运化水液，如果脾脏亏虚，运化水液的功能就会变弱，湿邪就容易内生。我们可以把整个身体比作一个城市的自来水管道系统，脾在里面发挥的就是调配自来水的功能，如果脾的功能减弱了，水就容易四处乱走，容易在体内形成湿邪。脾胃是后天之本，进入老年后正气不足易感外邪，脾脏的运化功能会减弱。因此，无论从内因还是外因角度来看，老年人都容易感受湿邪。

当然，自然界有很多能够祛除湿邪的食物，在这里主要为大家介绍一下香椿。

1. 香椿的功效

香椿是香椿树的嫩芽，每年春季谷雨前后可以采摘。香椿叶厚芽嫩，绿叶红边，犹如玛瑙、翡翠，香味浓郁，营养价值高。它不仅有很高的使用价值，还具有较高的药用价值。《日华子本草》指出，香椿能"止泄精尿血、暖腰膝、除心胸痃冷、胸中痹冷、痃癖气及腹痛等，食之肥白人。中风失音研汁服；心脾胃痛甚，生研服；蛇犬咬并恶疮，捣敷"。

能化湿的中药一般都是温性的，同时还有非常浓厚的香气，比如藿香、丁香、豆蔻等中药的香气均较为浓郁。香椿也是这样，性温，香味独特而浓烈，可芳香化湿，有健脾温肾的功效。香椿中含有香椿素等天然挥发性芬芳类成分，可以帮助健脾开胃，提高食欲，消除体内的湿邪。香椿对老年人常见的关节炎等疾病有一定的疗效，在民间很多人还会使用香椿树的果实搭配一些肉类来进行煮炖，帮助缓解风湿性关节炎引起的关节疼痛等。

春天吃香椿是很应季的，因为在春天我们要养身体的阳气，而香椿就是生发阳气的，可以帮助身体焕发生机，还能暖胃、补肾阳。适当地吃点香椿，对十二指肠溃疡等胃肠道疾病的预防都有不错的效果。

2. 香椿的食疗方

香椿是时令名品，被称为"树上蔬菜"，香椿发的嫩芽可做成各种菜肴，含有非常丰富的营养。

（1）香椿炒鸡蛋

材料：香椿芽1把，鸡蛋3个，葱、姜适量。

做法：先将香椿芽放入沸水中焯1分钟后捞出，在冷水中稍浸后捞出剁碎；将鸡蛋敲入碗中，再将香椿芽碎倒入鸡蛋液中，加少量葱花、盐、鸡精、料酒，顺时针搅拌均匀；锅中倒油烧热，加入葱、姜爆香，倒入鸡蛋液，凝固后炒熟即可。

（2）香椿拌豆腐

材料：香椿芽100克，老豆腐200克。

做法：将香椿芽放入沸水焯后过冷水，捞出后切成末；将香椿末放在碗中，加香油、盐、少许生抽、醋搅拌均匀；老豆腐切成块放入盘中，撒上调好的香椿末后即可食用。

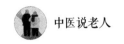

（3）香椿炒虾仁

材料：香椿 30 克，虾仁 200 克，蛋清、淀粉、葱、姜等适量。

做法：将香椿洗净，切成约 1 厘米长的小段备用；葱、姜切末；虾仁洗净，用刀从虾背部切开，不要切断，挑出虾线，将处理好的虾仁放入容器中，加少许料酒、水淀粉、葱姜末，再加蛋清少许上浆；锅中倒油烧热，下虾仁至八分熟，倒入香椿杆，加盐炒软，再倒入香椿叶略炒即可出锅。

3. 香椿的食用注意事项

据《食疗本草》载，椿"动风，熏十二经脉、五脏六腑，多食令人神不清，血气微"，所以香椿不宜过食。另外，香椿虽然好，但属于我们常讲的"发物"，因此患有皮肤病、过敏性疾病等的老年人不宜食用香椿。

第五节 植物界的"广谱抗生素"——鱼腥草

鱼腥草为三白草科蕺菜的新鲜全草或干燥地上部分，是临床应用了多年的传统中药，它最早记载于南北朝时期陶弘景所著的《名医别录》，因为有一股鱼腥味所以叫鱼腥草，在有些地方也被叫作折耳根、岑草、蕺菜等。

1.鱼腥草的功效

（1）为什么把鱼腥草称作"广谱抗生素"

鱼腥草味辛，性微寒，入肺经，具有清热解毒、消痈排脓、利尿通淋的功效，主要用于肺痈吐脓、痰热喘咳、热痢、热淋、痈肿疮毒等。现代药理学研究表明，鱼腥草中含有的挥发油、鱼腥草素等多种成分，对金黄色葡萄球菌、肺炎球菌等多种致病菌，以及流感病毒、钩端螺旋体等有较强的抑制作用，能增强巨噬细胞等的吞噬能力，提高人体免疫力。上至咽炎、肺炎，下至尿道炎、阴道炎、肾炎，外至皮肤炎症、疱疹，鱼腥草对呼吸系统、泌尿系统、皮肤等的感染都具有很好的治疗效果。

（2）鱼腥草为什么可以治疗"老慢支"

到了天气转冷的时候，医院门诊上会出现很多"老慢支"的患者。老慢支其实就是我们常说的慢性支气管炎，是呼吸系统的一种慢性炎症，在中医学范畴中多属于肺系疾病的哮证和喘证。患了老慢支后，很多老年人会在夜间或早晨起床后咳嗽、咳痰，甚则喘息不能平卧。就像如果马路上堆了很多垃圾，车辆的通行就会受到影响，要想保持道路畅通，必须及时把垃圾清理走，我们的气管出现了炎症，就会产生很多黏液堵在气管里，

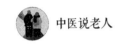

影响气体的正常通行，所以需要不断咳嗽把垃圾清除出来。长期如此会严重影响到老年朋友的夜间休息，导致生活质量严重下降。鱼腹草常用于肺痈吐脓、痰热喘咳，对老慢支有一定的缓解作用。

另外，鱼腥草能清肺热，解烟毒，取一点用来泡水喝有助于减轻吸烟对身体的损害。

（3）鱼腥草真的对肾有损害吗

很多人都听说过，马兜铃酸具很强的肾毒性，可导致患者肾小管损伤、肾间质纤维化进而导致肾衰竭，不管是长期间断服用，还是短期大剂量服用，抑或是部分人群短期小剂量服用，都有发生这类肾损害的风险。这种肾病在医学上被命名为"马兜铃酸肾病"。有些人看到鱼腥草中含有马兜铃内酰胺，认为鱼腥草也有很强的毒性，但鱼腥草中的马兜铃内酰胺与上文所说强肾毒性、强致癌性的马兜铃酸并不能混为一谈。鱼腥草中的化学成分种类较多，主要含有挥发油、黄酮、生物碱，以及有机酸、脂肪酸、甾醇等，而这之中并没有马兜铃酸。

鱼腥草还具有一定的防辐射的作用，适用于空勤人员，也适用于经常接触辐射源的人员，比如 X 光机和电脑的操作人员，以及常看电视、玩手机的人群。

2. 鱼腥草食疗方

（1）桔梗鱼腥草代茶饮

材料：桔梗 15 克，鱼腥草干 20 克。

做法：取桔梗，加水约 200 毫升，文火煮沸 10 ～ 20 分钟，而后加入鱼腥草干，再煮沸 3 分钟，过滤取汁，即可服用，一天分 2 ～ 3 次喝完。

功效：止咳化痰。这里一定要注意鱼腥草的煎煮时间不要太长，因为鱼腥草的有效成分具有挥发性，煎煮时间过长会降低药效。

（2）鱼腥草炖梨

材料：新鲜鱼腥草 30 克，雪梨块 50 克。

做法：取新鲜鱼腥草放入锅中，加水 300 毫升煮成汁，弃渣；与切好的雪梨一同放入锅中，加入适量白糖或冰糖，煮至雪梨软烂后出锅，放凉即可食用。

功效：鱼腥草具有清热解毒的功效，梨"生者清六腑之热，熟者滋五脏之阴"，二者同用能治风热、润肺、清心、消痰、降火、解毒。

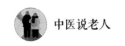

第六节　闻香治病——薄荷

薄荷是一种非常受欢迎的香草，清凉甜美，既可用作调味剂，又可用作香料，还可配酒、冲茶。此外，薄荷还是一味中药。

1. 薄荷的功效

（1）清凉疏散

薄荷性凉，味辛，具有疏散风热、清利头目、利咽透疹、疏肝行气的作用，在临床上治疗外感风热、头痛、咽喉肿痛、食滞气胀、风疹瘙痒等病症时经常用到它。《本草纲目》记载："薄荷……辛能发散，凉能清利，专于消风散热，故头痛、头风、眼目咽喉口齿诸病、小儿惊热及瘰疬、疮疥，为要药。"夏天常用的中药制剂，比如清凉油、风油精、痱子水、止痒水、人丹、藿香正气水等，都少不了它，可以说薄荷就是清凉药中的"香饽饽"。

（2）防止蚊虫叮咬

在一些地区，民间仍然保留着进山时随身带些新鲜薄荷叶的传统，目的就是防止蚊虫叮咬。薄荷所含的 8 种儿茶萘酚酸是有效的抗炎成分，能够消炎止痒。薄荷醇能刺激皮肤神经末梢感受器，先产生凉的感觉，继而有轻微的灼热感，缓慢地透入皮内，引起长时间的充血，达到治疗作用。

（3）为夏日带来清凉

薄荷为我们的生活带来了怡人的香气。夏天酷热难耐，可以经常用薄荷叶泡澡，取新鲜的薄荷叶 500 克洗净，放在浴盆中，倒入热水泡澡即可，能够提振精神，使人身心欢愉，帮助入眠。现代研究发现，小量薄荷能兴奋中枢神经，使周围毛细血管扩张而散热，促进汗腺分泌而发汗，因此有降低体温的作用。

2. 薄荷食疗方

薄荷具有医用和食用双重功能，主要食用部位为茎和叶，既可作调味剂，又可作香料，还可配酒、冲茶、榨汁饮用等。

（1）薄荷二花茶

材料：薄荷6克，金银花9克，甘草3克。

做法：取薄荷、金银花、甘草，沸水浸泡，代茶饮。

功效：解暑除湿。方中薄荷疏散风热、利咽喉，金银花清热解毒，夏日里喝一些薄荷二花茶，对于风热感冒证见发热、头昏、咽喉痛等有一定的功效。

（2）薄荷粥

材料：取鲜薄荷30克或干品10克，粳米150克，冰糖适量。

做法：将薄荷放入锅中，倒入清水半升，煮5分钟，冷却后捞出薄荷留汁；用粳米煮粥，待粥将成时，加入薄荷汤及少许冰糖，煮沸即可。

功效：清新怡神，疏风散热，增进食欲，促进消化。相关研究表明，薄荷对胃溃疡有治疗作用，同时还有保肝作用。所以夏日胃口不佳，可以试试喝点薄荷粥。

（3）薄荷糕

薄荷有独特清新的薄荷香，所以常用于制作糕点，去除鱼、羊肉等的腥味，还可搭配水果及甜点以提味。

材料：糯米、绿豆各500克，薄荷叶15克，桂花少许。

做法：先将绿豆煮至烂熟，再加入白糖、桂花和切碎的薄荷叶做成馅备用；把糯米煮熟，放入盒内晾凉，然后用糯米饭包豆沙馅，用木槌压扁

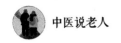

即成。

功效：清凉爽口，疏风散热，清喉利咽。

使用薄荷时需要注意，薄荷的有效成分薄荷油在高温下容易挥发，所以煎煮不可过久，以免药效丧失。

第七节 蔬菜皇后——红薯叶

冬天里来一个烤红薯，香甜可口，非常过瘾。其实，红薯的叶子也是非常好的蔬菜。红薯叶被称为"蔬菜皇后"，用红薯叶制作的食品甚至摆上了高档酒店的餐桌。丰富的营养成分就是红薯叶的宝藏，可以防治多种疾病。

1. 红薯叶的功效

（1）预防心血管疾病的发生

红薯叶里含有丰富的多酚，多酚具有抗氧化功能，而氧化损伤是导致心血管疾病的重要原因之一，因此含有多酚的红薯叶可以对心血管疾病起到预防作用。血液中的脂肪含量增加时会造成动脉粥样硬化，红薯叶中含有丰富的黏液蛋白，能预防脂肪沉积，保持动脉血管的弹性，有利于预防心血管疾病的发生。另外，红薯叶中富含钾元素，对维持身体内部渗透压平衡、控制血压等有一定的帮助。患有高血压病的人，时间久了以后容易导致心脑血管意外的发生，比如脑出血、心肌梗死、心力衰竭等，具有控制血压作用的红薯叶在一定程度上有助于预防心脑血管意外的发生。

（2）治疗便秘

老年人中很多都有或轻或重的便秘。这是因为随着年龄的增加，消化液的分泌量逐渐减少，肠道蠕动的频率也会逐渐下降，导致大便在肠道中存留的时间过长，水分被吸收，引起大便干燥，很难排出，从而形成便秘。红薯叶中含有丰富的膳食纤维，能够有效促进肠胃蠕动，防治便秘。如果

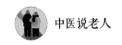

有便秘的情况，可以食用素炒红薯叶或清煮红薯叶汤，其中清煮红薯叶汤的效果更好。

（3）提高视力

红薯叶中含有丰富的维生素，食用红薯叶能为人体补充维生素 A，保证体内维生素 A 的水平，促进视紫红质的合成，增强眼睛的光敏性，维持正常的视觉功能。

（4）纠正贫血

老年人造血功能逐渐下降，这主要与老年人对体内铁元素的利用效率下降有关，容易造成缺铁性贫血。红薯叶中含有大量的铁元素，对于预防缺铁性贫血有很好的效果。

2. 红薯叶食疗方

（1）炒红薯叶

材料：红薯叶 500 克，大蒜、红辣椒等适量。

做法：大蒜剁成末，红辣椒去蒂去籽后切成末；烧一锅开水，水开之后加一点食盐和食用油（这样可以使烫过的红薯叶更加翠绿），放入清洗干净的红薯叶煮一分钟即可，不要烫得太久，捞出沥干水分；将锅烧热加一点食用油，加入蒜末，下入红辣椒，调入适量的食盐，再加入一点耗油、一点清水，大火烧开，水开之后加入适量的鸡精，搅拌均匀后关火，将烧好的料汁浇在红薯叶上，拌匀即成。

功效：解结气，开胃气，促消化。

（2）红薯叶饼

材料：红薯叶一小把，鸡蛋 2 个，白面粉、玉米面、小苏打等适量。

做法：红薯叶洗净，过开水，将焯好的红薯叶放入凉水中过一下，挤干水分后切末备用；取一大碗，倒入适量白面粉和玉米面，打入鸡蛋，加入适量小苏打、盐，再加入少许水搅拌成糊状后加入红薯叶末搅匀备用；
饼铛预热后刷上香油，将面糊用勺子淋入饼铛，煎至两面金黄即可。

　　功效：促消化，防便秘。

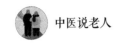

第八节　田间地头的良药——马齿苋

马齿苋的生命力特别顽强，生于田野路边及庭园废墟等向阳处，我国各地均有分布。马齿苋的特点是茎和叶肥厚多汁，茎叶表面有蜡样物质，可以阻碍植物体内水分的蒸发，所以马齿苋极其耐旱、耐涝，生命力顽强，即使连根把它拔除，三五天内也能存活，所以也有"不死草"之称，又叫长命草、长寿草。

1. 马齿苋的功效

李时珍在《本草纲目》中说："其叶比并如马齿，而性滑利似苋，故名。"因为它长得像马齿一样，所以叫马齿苋。它还有一个特别有意思的名字，叫作五行草，因为它的叶子是青色的，梗是红色的，花是黄色的，长在地下的根呈白色，种子发黑，刚好对应了青、赤、黄、白、黑五色，是自然界的奇妙之物。

马齿苋性寒，味酸，具有清热解毒、止血凉血等作用，可以用于治疗细菌性痢疾、肠炎、疮疖及化脓性疾病等。其中，马齿苋对老年人有以下几项比较好的功效。

（1）防治心血管疾病

这在很大程度上要归功于它的保肝作用，可促使脂肪得到正常的分解代谢。有研究认为，在所有植物中马齿苋的 ω–3 脂肪酸含量最高，可以与海鱼媲美。ω–3 脂肪酸是对于人体非常重要的脂肪酸，可以降低胆固醇和甘油三酯，防治心血管疾病。

（2）治疗痔疮

如果是湿热引起的痔疮、肠风下血，也可以用马齿苋来内服加外敷，熏洗、坐浴也可以，在民间还用它来治疗肛痈（相当于西医学的肛周脓肿）。肛痈者可以直接将新鲜的马齿苋捣烂外敷，同时内服马齿苋汁，煎煮汤汁饮用或者直接用马齿苋榨汁饮用均有一定的效果。

（3）治疗前列腺炎

前列腺炎是许多老年男性的常见病，表现为尿急、尿频、尿中有黏液、小腹坠胀感等，可用鲜马齿苋捣烂取汁饮，一周左右可有缓解。

2. 马齿苋食疗方

马齿苋炒鸡蛋是一个美味的食疗方。

材料：马齿苋 100 克，鸡蛋 3 个。

做法：先将马齿苋用清水淘洗干净，摘去根和老黄的叶片，将洗净的马齿苋切成小段备用；取出 3 个鸡蛋打散，放入马齿苋调匀，加适量精盐、料酒、味精调味，然后放置 10 分钟，让它们充分融合到一起；炒锅洗净，加入花生油，烧热，将马齿苋和鸡蛋倒入锅内炒熟，趁热食用。

功效：清热解毒。对预防痔疮具有一定的效果。

第七章
老有所动人长寿

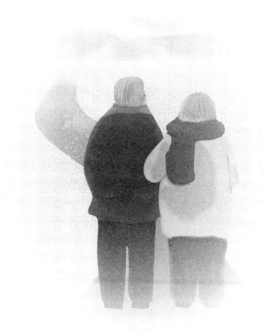

第一节　练书法，能养心

　　书法是我国传统艺术瑰宝之一，集实用性和艺术性于一体，许多家长都会要求自己的孩子练习书法，写一手好字。其实，练习书法对于老年人也是大有益处的，因力运笔下，往复屈伸，上臂运动尤甚，好比推拿，而五指执笔，通过五指活动调和气血，活络关节，平衡阴阳，有益身体，可增强身体活动力。练书法还可以陶冶情操，练心境、练意志、练耐心，仔细体会指、掌、腕，以及其他的外部动作，其功效在于动手活动之间，能促进人们把外显动作和内隐动脑活动紧密联系起来。所以，练书法可对延缓脑衰老起到十分重要的作用，可以预防阿尔茨海默病，延年益寿。

1. 练书法能够发泄心中的情感

　　人的不良情绪需要及时地发泄出来，可以通过与人诉说、大声歌唱、运动等方式来进行。但是有一些老年人性格相对比较内向，遇事不喜欢表达，常常把悲伤、委屈往肚子里咽，久了就会心气不舒，引起疾病的发生。练书法是一种非常适合此类老年人群的发泄途径。《心术篇》中写道："书者，抒也，散也。抒胸中气，散心中郁也。故书家每得以无疾而寿。"书法可通过手、笔将情感体现在纸上，在描绘文字之时把心中的情感宣泄出来，不失为一种很好的方式。

2. 练书法能够培养耐心

　　练书法的特点就是能让人静心，长久练习书法可以改变一个人的性情。

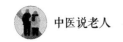
书法在最开始练习时一定要慢，要善于观察笔画、笔锋的走向，要细心体会笔走纸染的奇妙韵味。所以，练习书法可以帮助改掉急脾气，培养耐心，使人达到静心的状态。把练书法当成一种生活方式，不图名、不图利，感受笔墨纸砚间的传统文化艺术，恰是生活的调味品，为生活增添滋味，与生活起到相互滋养的作用。获取淡然与恬静，这就是老年人练习书法能够达到的一种良好的状态。

3. 练书法能够让人专心

《黄帝内经》说："静则神藏，躁则消之。"练书法时要精神集中，心无杂念，高度放松，凝神入静，心、脑、手完全集中在对点、画的揣摩和书写上，呼吸会随着运笔的缓、急、顿、挫自然地将丹田之气调匀，使气息通畅。书法之功，是专一不杂的养神之功。书法追求的就是一种专注的艺术状态，只有全身心地投入，才能够成就纯粹的美。长久练习书法，可以让人练就"任凭风浪起，我自岿然不动"的定力。

4. 练书法入门

（1）基本功弱？可以先从楷体练起

每一项活动都非常注重基本功的练习，练书法也是这样，练就扎实的基本功必不可少。如果本身基本功较差，可以先从楷体练起，循序渐进，不可过于急躁。

（2）选好字帖

在练习书法之前，要先多欣赏历代大家的作品，选择一种字体，选好相应的字帖，然后锲而不舍地练下去。

（3）贵在坚持

选好字帖后要坚持练习，不能"三天打鱼，两天晒网"。如果想练就练，不想练就不练，这种懒散的书法练习是不会有好效果的。每天坚持练习半小时以上，如此若能坚持一年半载，习惯成自然，会收到明显的效果。这样的习字过程是对毅力、自控力和自信心的一种潜移默化的培养。

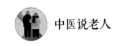

第二节　抖空竹，除肩背痛

抖空竹是我国独特的体育运动之一，有着非常久远的历史。《水浒传》中就有这样一首七言诗："一声低来一声高，嘹亮声音透碧霄，空有许多雄气力，无人提挈漫徒劳。"

空竹一般为木质或竹质，其轮内空心，且有竹笛，因而得名，是一种用线绳抖动使其高速旋转而发出响声的健身器材，古称胡敲、空钟、空筝，俗称嗡子、响铃、转铃、老牛、闷葫芦、风葫芦、响葫芦、天雷公公等，是我国民间传统玩具。空竹轮面为圆盘状，中有木轴，以竹棍系线绳缠绕木轴拽拉抖动。典型的空竹有单头和双头之分，双头的空竹形如腰鼓，以竹或木制成，两头为两只扁平状的圆轮，轮内空心，圆轮四周有哨口，以一个大哨口为低音孔，若干小哨口为高音孔，分为双响、四响、六响，直至三十六响。拽拉抖动空竹时，各哨同时发出高亢雄浑的嗡嗡声，两轮间有轴相连。单头的空竹则形如陀螺，一侧有轮。

抖空竹可以锻炼胸肌和双臂的力量，还可以增强四肢灵活度，使身体主要关节得到锻炼。这种运动不是特别剧烈，却可以使全身都得到锻炼，非常适合老年人。抖空竹需要脚步跟随、四肢巧妙配合来完成。当双手握杆抖动空竹做各种花样技巧时，上肢的肩关节、肘关节、腕关节，下肢的髋关节、膝关节、踝关节，再加上颈椎、腰椎都在同时进行着不同程度的运动，可以锻炼全身的协调能力，提高身体的灵活性。

在抖空竹的过程中，人体各部位的骨骼、肌肉的收缩与舒张，以及呼吸运动，可以促进血液循环。在抖空竹时，呼吸自然就会促进血液循环，从而促进人体各器官组织的供血、供氧充分，物质代谢也得到改善。有研究表明，抖空竹后血中白蛋白的含量会增加，球蛋白和胆固醇的含量明显减少，有助于减少心血管疾病的发病概率，在预防动脉硬化方面也有一定效果。

学习抖空竹，须先从抖双头空竹学起，然后再学抖单头空竹。掌握基本功之后，再增加难度，做花样招式。只要肯于钻研，勤练不辍，必有收益。

（1）鸡上架

即待空竹急转之后，将绳扣解开并把空竹抛起，用棍接住，使之在棍上跳滚或转到另一棍上。

（2）仙人跳

用脚踏在绳的中段，使在脚一侧转动的空竹由脚背上跃过至另一侧。

（3）满天飞

将空竹抛起，然后用绳接住，再抖或再抛掷。

（4）放捻转

仅单头适合此玩法，即把轴端（尖头）放落到平滑的地面，轮面朝上，使之旋转，待转速减慢时救起再抖。

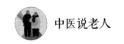

第三节　喊出肺活量

一位老年患者因为经常咳嗽、气喘到医院进行肺活量检查后发现肺活量只有 2100 毫升，这个数值有些低了，说明他的肺功能不是很好，医生建议他回去用喊的方式提高肺活量，坚持了 3 个月后再来测肺活量的时候已经达到 3000 毫升以上了，咳嗽、气喘等呼吸系统疾病的发病次数也明显减少了。

1. 什么是肺活量

什么是肺活量呢？肺活量与肺功能之间有什么关系呢？用来测肺活量的机器上面有一个吹气嘴，测量时先用力吸气，直到吸不动为止，然后向吹气嘴中呼气，直到彻底呼尽为止，这个时候机器所显示的数字就是肺活量大小。肺活量受年龄、性别、身材、呼吸肌强弱及胸廓弹性等因素的影响，一般来说身体越强壮，肺活量越大。成年男子的肺活量一般为 3500 ～ 4000 毫升，成年女子的肺活量一般为 2500 ～ 3000 毫升。老年人的肺活量随年龄的增长会逐渐下降，每 10 年下降 9% ～ 27%。

肺活量是反映一个人的肺通气功能的常用指标之一，肺活量大的人，身体供氧能力更强。我们的细胞每时每刻都在耗氧，因此人体只有在氧供应充足的情况下才能正常工作。人体内部的氧供给依靠肺的呼吸运动来获得，在呼吸运动的过程中，肺不仅要吸入氧气，还要将体内产生的二氧化碳排出。我们可以把肺看作人体气体交换中转站，交换量的大小在一定程度上可以作为这个中转站运行情况的评价指标，是比较直观的指标之一。

肺活量越大，呼吸就越深入，越有利于人体更好地实现内外气体交换，有益健康。

通过锻炼可以提高自己的肺活量，提升肺功能，进而提高供氧量。游泳和长跑运动员的肺活量可以达到6000毫升，极限潜水者经过艰苦的训练，肺活量可以达到10000毫升。老人通过锻炼可提升肺功能，改善支气管炎、肺炎、哮喘等疾病引起的呼吸道症状。另外，老年人主动调节呼吸的深度和频率能有效放松紧绷的神经，舒缓焦虑心情，有助于减轻失眠症状。

2. 如何提高肺活量？把肺活量"喊"出来

第一步：扩胸。

双手交叉握拳，与肩平行，双臂用力，向身体外侧张开，停留2秒，然后恢复交叉状，一组10次，然后将手臂抬高，两手平举与肩平行，胸肌用力，手臂上抬，上抬时吐气，放松时吸气。

第二步：深吸气。

在吸气过程中，横膈膜下降，胸腔扩大，继续深吸气，可使肺上部充满空气，然后肋骨上升，胸部扩张，这个过程通常需要5秒。屏住呼吸5秒，经过一段时间的练习，保持时间可以增加到10秒或更多。

第三步：通过喊话呼气。

准备一句话或者一个成语，然后匀速重复喊出，一直喊到没有一丝气力，看看这口气能喊出多少次。这种方法可以最大限度地将肺中的气体排空，促使肺泡充分收缩，增强肺部弹性，加深呼吸的深度，提高肺活量。

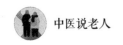

第四节　玩棋牌，提高记忆力

随着年纪的增长，记忆力会逐渐减退，许多老年人会发现自己经常忘事，出门后总是在想今天到底有没有锁门，有时候去超市买菜，结账的时候却发现自己算不清账了，这些可能与年老之后的脑萎缩有关。

人体的物质代谢与能量代谢伴随一个人的生命全过程，人体会不断清除身体代谢过程中产生的有害物质。代谢功能的关键是必须有丰富的氧，即在有效的血液循环下，有足够多的红细胞携带氧。但是，老年人红细胞变形能力下降，微血管的有效血液灌注不足，脑组织处于慢性缺血、缺氧状态，脑细胞形态及功能会受到影响，即形成脑萎缩。同时，脑动脉硬化也可导致慢性脑供血不足，出现头晕头痛、记忆力减退、注意力不集中、脑力劳动能力下降、睡眠障碍、情绪行为改变等。

如果在初期记忆力减退的阶段及时行动，能够避免大脑功能的衰退朝着更为严重的方向发展；而如果不能及时进行干预就容易导致老年性痴呆，也就是医学上所说的阿尔茨海默病。很多老年人年迈时都容易受到这种疾病的困扰，撒切尔夫人就是其中之一。2008 年 9 月，撒切尔之女卡罗尔·撒切尔在《在金鱼碗里游泳》一书中详述了当年撒切尔夫人患上严重的阿尔茨海默病一事，那时的她几乎无法拼凑出一句完整的话。"我总以为母亲永远不会老去，她是铁打的、坚不可摧的，她的记忆力曾经如同高效数据库，能随口说出几年前的经济统计数据，不用查阅任何资料。实在难以想象曾经睿智能干的母亲已患上阿尔茨海默病。如今，她会在完全不自知的情况下重复问同一个问题。"

我们都知道用进废退的原则，比如我们的肌肉，如果经常去锻炼它，它就会越来越强壮。大脑也是这样，如果我们能够经常有意识地去锻炼它，就能够在一定程度上避免大脑过快衰老。有研究表明，平日用脑多、文化程度较高者，老年时智力衰退的程度稍轻。"饱食终日，无所用心"最易导致智力的减退。经常玩一些益智类的游戏对于提高大脑活力是不错的选择，比如下围棋、打桥牌等，可以提高数字运用技能、演绎推理能力、判断思维能力和社交能力。这些游戏非常锻炼人的记忆能力和战略思考能力。

我们的大脑中有一个区域主要负责学习和记忆，这个区域因为形状与海马非常相似，所以常被叫作海马体。人们日常生活中的短期记忆都储存在海马体中，如果一个记忆片段，比如一个电话号码或者一句话，在短时间内被重复提及，海马体就会将其转存入大脑皮层，成为永久记忆。

因此，积极调动大脑的活动有助于提高记忆力。但是有一点需要注意的是，老年人不可久坐，建议每玩半个小时要起身进行活动放松。

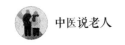

第五节 甩鞭子，浑身舒畅

　　早晨的广场上，偶尔会听到"啪——啪——"的像爆竹声一样的声音，其实这是有人在甩鞭子健身。甩鞭子是农民赶马车时的动作，后来被宫廷采用，在宫廷中这种甩鞭子的动作叫作"鸣鞭"，也叫"静鞭"，鞭子由黄丝编织而成，鞭梢涂蜡，打在地上发出的声音很响，目的是警告臣下皇上即将驾到，重要仪式或典礼就要开始，要立即肃静，是我国封建时代君主专制威权的表现之一。马致远《陈抟高卧》中的"早听得净鞭三下响，识甚酬量"说的就是这种"净鞭"。清代从康熙八年（1669 年）以后，每次"朝会"都要两次"鸣鞭"：一次是皇帝从中和殿出来到达太极殿（金銮殿）时，銮仪卫官高喊"鸣鞭"，于是响三下鸣鞭；还有一次是仪式或典礼完毕，又响三下鸣鞭，皇帝起驾回宫，群臣才可退下。后来，甩鞭逐渐成为一种运动，在我国北方比较流行。

　　甩鞭作为一项历史悠久的运动项目，受到不少老年人的欢迎，在一些公园、广场，"鞭爷"的身影随处可见。老年人甩鞭的好处有很多，甩鞭的运动量不小，肩部、颈部、手臂、腰部都能运动到，对肩周炎、颈椎病、慢性腰肌劳损等有缓解的作用。坚持锻炼一段时间后，可以感觉到身子骨硬朗了很多，对防治糖尿病、肥胖、高脂血症等也有一定的作用。

　　初学甩鞭的老年人，首先要选择适合自己的鞭子。鞭重 1kg、1.5kg、2.5kg 不等，甚至更重，分为鞭杆、鞭身和鞭梢。刚开始练习时，可以用轻一些的鞭子，等练习得熟练了，可以根据自身的承受力改用重一些的鞭子。看似简单的鞭子，选择的时候对长度是有一些要求的，太长的不够灵活，太短太轻的又达不到锻炼效果。甩鞭子的时候，应全身用力，往外甩出，然后将鞭子迅速反向挥动，自身接触发出响声。鞭声清脆悦耳，震人心脾，每天早晨甩几下，一整天都会精神振奋。

甩鞭子的运动量比较大，因此甩鞭锻炼前应充分热身，避免造成肌肉拉伤。另外，甩鞭子的时候应该尽量选择人烟稀少的空旷地带，一是能够避免甩鞭子的过程中误伤人，二是能够避免甩鞭子产生的声音影响到他人的生活。

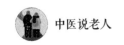

第六节　盘核桃，健手又健脑

核桃，原名胡桃，又名羌桃、万岁子、长寿果。据史料记载，核桃原本长在羌胡，汉时张骞出使西域，将核桃引进中原，并取名为"胡桃"。据史料记载，公元319年，石勒占据中原，建立后赵，因需要避讳"胡"字，故将"胡桃"改名为"核桃"，此名沿用至今。核桃可大致分为能吃的绵核桃和不能吃的山核桃，人们把玩的大多是山核桃，也被称为文玩核桃，古时候称为揉手核桃，文人们给核桃取了个雅称叫作"掌珠"。

很多人接触了盘核桃以后一发不可收拾，在盘核桃的过程中，核桃通过水分的蒸发，以及对人体汗液和油脂的吸收，会变得越来越光滑，越来越细腻。同时，核桃的颜色也会发生变化，因为在盘玩的过程中核桃会发生氧化，慢慢呈现红色。从一开始的微红到浅红，到深红，到枣红，再到牛津红，颜色不断变化。随后，核桃从内到外开始慢慢出现同玉石一般的光泽，长久下来整个核桃就会变得光泽、华润，更是可能变成颜色偏红黑，但外表透亮的核桃。

盘核桃不仅是一种放松休闲、美学艺术，更是一种锻炼身体、预防疾病的方法。在盘玩核桃的过程中，利用核桃表面的凸起和棱角，采取揉、搓、压、扎、捏、蹭、滚等技法运动双手，压扎掌上穴位，刺激手上各反应区，可以达到疏脉通络、活血化瘀、强身健体的效果。

下面为大家介绍几种常见的盘核桃手法。

（1）点按法

找到核桃上突起的地方，用指肚施力按压，力度以正好感觉到微微疼痛为宜，隔几秒换一个手指。这种方法可以刺激指肚上的穴位，从而对身体内的脏腑产生作用。人体有十二条经脉，手之三阳从手走头，手之三阴从胸走手。如果发现刺激某一个穴位异常疼痛，就说明其对应的身体内的脏腑有异常，可以着重刺激这里的穴位，对该部位对应的脏腑有一定的作用。

（2）阴阳循环法

使两枚核桃在手心里顺时针或逆时针旋转，犹如日月轮转交替，能使阴阳之间调和互补。经常练习可以疏通手部经络，促进手部气血运行，有助于锻炼双手的指关节，防治"鼠标手"及指关节炎症。

（3）揉搓法

双手分别持一个核桃，用拇指、食指和中指将其包裹在内，攥拳头一样地反复揉搓，全面利用核桃表面上的大筋和纹路磨压掌心、指肚和指节，到有酸痛的感觉为止。由于人的掌心的血管非常多，而且穴位较为密集，是大脑和五官的病灶反射区之一，所以常用此式有助于耳清目明，身体康健，对三叉神经痛有非常好的效果，对长期便秘亦有效。

（4）紧攥法

两只手用力攥住核桃，以稍稍感觉到又麻又痛为宜，坚持3～5秒后松开，将核桃转个方向重复以上动作，紧攥三四次后松开双手，尽力舒展手掌。这时掌心会发热，有股"冒火"的感觉。这种方法虽然刺痛感较强，但具有很好的效果，可刺激掌心汗腺加速分泌，有利于身体健康，经常使用这种方法还能够治疗便秘。

盘核桃的时候要注意核桃的清洁，七分盘，三分刷，每天定时刷核桃，保持核桃的清洁是十分重要的。因为核桃表面不是光滑的，有很多纹路，人在盘玩文玩核桃的时候，人体的皮脂会附着在文玩核桃的表面和纹路当中，而皮脂对于空气中的浮游灰尘是有吸附功能的，所以表面容易变脏，

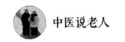

需要及时清洗。

　　每天盘一盘、刷一刷核桃，看着手中的宝贝从土黄色一点一点变成红玉色，在锻炼身体的同时还有一种成就感，心身皆乐！